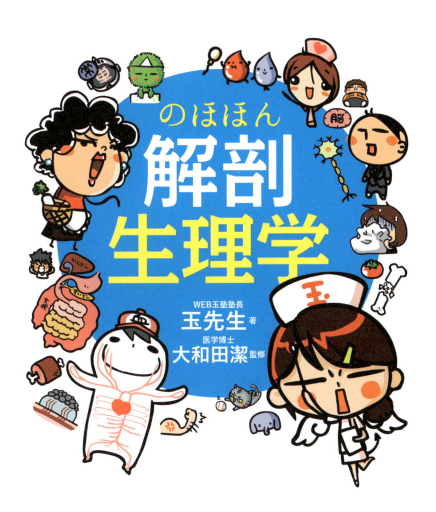

はじめに

　おう！ みんな、WEB玉塾の『のほほん解剖生理学』、買ったみたいやな♪

　これはWEB玉塾の解剖生理学のアニメ動画をみんながどこにでも持ち歩いて勉強したり、書き込んだりできるように紙の本にまとめたものなんや ヽ(`∀´)ノ

　この解剖生理学って分野は看護師はもちろん介護士や柔道整復師、管理栄養士とかのいろんな学校で教えるくせに、みんながめちゃめちゃ苦手な分野で、特に高校のときに生物とか勉強してない人にはもう地獄の教科やねん……。そやからまずはこの本で基礎をしっかり固めてほしいんや♪

　解剖生理学って普通は学校で1、2年かけて学ぶんやけど、WEB玉塾のアニメ動画なら全部で6時間、この本だったら1ページ1分で読んでいくとしても5時間で終わらせられるから、授業が難しくて悩んでる人とか、高校で生物を取ってなくてこれから不安って人は、苦しんだり悩んだりするのもええけどまずは1回この本を読んでみてくれ！ たった半日で読み終わるし、ググッと力もつくはずや☆ というのもこのアニメ動画や本はもともと国家試験対策用に作ったもんやから、試験によく出るところをほとんどおさえてあるねん♪ そやからこれから国家試験とかの勉強を始める人にも、もってこいやと思う(- ω -)b

　でもこれがあるからって気を抜くのは一番アカンで！ これは大事なところをおさえてあるけど全部じゃないから、学校で先

生や友達といろんな問題を何度もくり返し解きながらしっかり力をつけたら、実習とかたくさん人の役に立ちながらそれを本物の力に育てていけ☆ オレや先生がどんなに応援してても、**結局困っている人を救うのはお前自身**なんだから、学校や先生に甘えすぎるなヽ(｀Д´)ノ

　この本で応援するから、自分自身が強くなれ！ ほんで周りの友達とかを支えてやれ！！

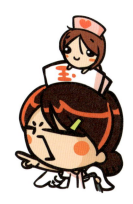

WEB 玉塾　**玉先生**

《登場人物の紹介》

玉先生
WEB玉塾の塾長。
WEB玉塾のHPを
見るとわかるけど、白衣の
コスプレをしているだけで
実は男。今回のポイントは
天使の羽と小悪魔のシッポ！
変態ではないが少しエロい☆

おばちゃん
近所に住むおばちゃん。
買い物以外では外出しない、家でゴロゴロTV見てる主婦！ 本名はさかいきょうこ☆

私ちゃん
新米ナース。
実はモデルがいるとの噂も…。
ペットはウーパールーパー♪

3

本書のココがスゴイ!

この本1冊で解剖生理学の基本がだいたいおさえられるようになってる！
誰でもイメージしやすいように説明やたとえを工夫してあるで☆

内容レベル
各項目の重要度や難しさの目安にしてや。勉強に退屈したらギャグ度を目安にしてもいいぞ。

ところどころに●●●●の色の丸がついている箇所がある。その文字を目次の玉先生の吹き出しに入れると…？

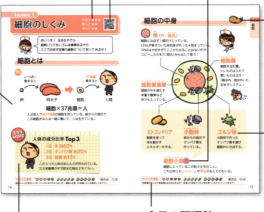

余白があるから足りないと思ったらどんどん書き足せ！

玉先生メモ
直接テーマに関係ないことも紹介するから興味があったら読んでな。

今日の玉運勢
(たぶん)業界初の占いつき参考書や。
毎日好きなページを開いて
その運勢で1日を乗り切れ！

その他の勉強サポートの工夫

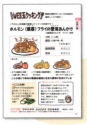

WEB玉クッキング
料理レシピふうのおさらい解説。内容をわかっていないとギャグが理解できないで！

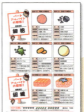

パート・アルバイト大募集！
求人案内ふうの解説でちょっと一息。ネタページだから真剣に読むなよ(笑)。勉強はメリハリが大切なんや！

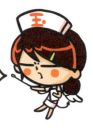

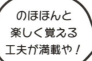
のほほんと楽しく覚える工夫が満載や！

- **QRコード**
  webを見られる環境がある人は
  誌面内容をアニメ動画で
  見られるおまけもあるで♪

- **なすマーク**
  このマークがでてきたら
  重要！ってこと。
  なにがなんでも覚えるんやで！

-  **ドクロマーク**
  病気に関係することを
  かこんであるぞ。

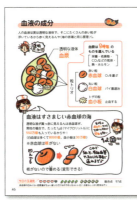
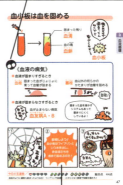

- **専門用語のフリガナ**
  専門用語って読めないのも多いと思うけど、
  フリガナをつけたから安心しや！

- 頑張りすぎたら
  マンガで一息やで！

巻末付録！

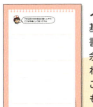
- **ノート**
  基本は余白に
  書き込むけど、
  余白に書きき
  れない知識は
  ここに書いて
  もええで☆

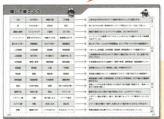
- **4列クイズ**
  全部のテーマを
  おさらいできる
  最強クイズや！
  これで
  復習は完璧！

※アニメ動画は本書の制作以前に作られたものです。

もくじ

この本でやるんはこんな感じや！
一緒にガンバろな♪

はじめに …2
本書のココがスゴイ！ …4
解剖生理学って何?? …8

おすすめ勉強法 …10
勉強チェックすごろく …11
勉強の前に… 解剖生理学の基本 …12

Lesson 1 細胞
細胞のしくみ …14
組織 …20

Lesson 2 皮膚と膜
皮膚 …30
体内の膜 …34
体温 …38

Lesson 3 血液循環
血液 …44
心臓 …50
血管 …54
胎児循環 …60
血圧 …62
リンパ …68

Lesson 4 神経
神経 …74
中枢神経 …78
末梢神経と自律神経 …82
体のリズム …88

Lesson 5 感覚器
感覚器・視覚 …94
音の感覚器 …100
他の感覚器 …104
ＪＣＳ …108

Lesson 6 内分泌
ホルモン …112

●●●手に入る夢など
たいした●●●●●！

[STAFF] 本文デザイン、DTP　加藤朝代・角一作（編集室クルー）／校正　ライズ

Lesson 7 骨格と筋

骨格 …126
頭蓋骨と背骨 …132
腕と脚の骨 …136
関節と動き …140
骨格筋 …142

Lesson 8 呼吸器

気道 …150
呼吸 …156
呼吸の調節 …160

Lesson 9 消化器

摂食 …168
消化器 …172
肝臓・膵臓 …178
栄養の吸収 …182

Lesson 10 泌尿器

腎臓 …196

Lesson 11 生殖器

受精 …204
出産 …210

Lesson 12 免疫

免疫機能 …220

巻末付録 4列クイズ

4列クイズの使い方 …228
問題 …230

質問コーナー …248
夢のりれき書 …251
玉先生から読者のみんなへ …252

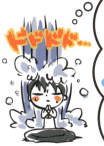

実習でうまくいかんとか
なかなか試験が受からん
てことはたくさんある！
でもそんなときは
もし●●●●●
●●●●●●●●●
落ちてよかった♪
て思うんや。だって
人を助けるために
この道来たんやろ？

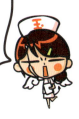

しんどい？きつい？
●●●●●●!!
やめるんか？
やめんのやろ？
ならもう
やるしかない！
やらずにすむ
道はないで！

解剖生理学って何??

みんなは解剖生理学っていわれても何のことかわからんと思うけど、簡単にいうと体がどんな作りをしてるのかが解剖学で、体がどんな働きを持ってるのかが生理学や♪

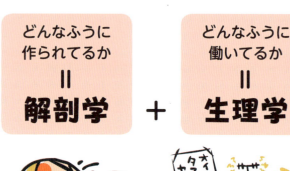

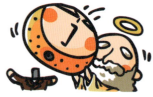

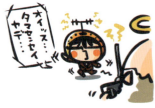

解剖生理学いうんはその両方をやるでっていうことやから、この本でも両方やるんやけど、まずは前半でどんな作りか（解剖学）を話して、後半でどんな働きをするのか（生理学）を説明していくで！
ちょうど神様が1から人間を作ってく感じや☆
人間ができたらどんな働きを持たせるか。そんなんイメージしていくとわかりやすいかもな♪
もちろん、拾い読みや飛ばし読みもOKやで(-∀-)b

本書の流れ

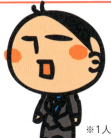

※1人の人間

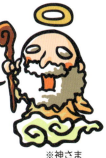

こうやって1人の人間を作っていくんじゃ

※神さま

Lesson 1 細胞
まずは細胞！こいつが生物の基本や♪ 生物の全ては細胞でできている☆

↓

Lesson 2 皮膚と膜
皮膚の細胞でまずは体を入れる袋を作るで！あと内側にもいろんな膜を作るんや☆

↓

Lesson 3 血液循環
皮膚やら膜ができたら、今度はその中に血液まわして、体中に大事なもん運ぶ道を作るねん♪

↓

Lesson 4 神経
そしたら次に作るのは神経！神経は体中にいろんな信号を伝えるのに大切なもんや☆

↓

Lesson 5 感覚器
信号を伝える神経を作ったら、もちろん外の信号を受け取ったりする感覚器は必要やな♪

↓

Lesson 6 内分泌
神経で連絡できんこととかは、この内分泌が血管に物質を流して連絡してくれるんや！

↓

Lesson 7 骨格と筋
体に大事なもんがひと通りできたら動物として動けるように筋肉と骨をつけて人体の完成や♪

↓

Lesson 8 呼吸器
人は息をしてないと死んでまう！そやから生きるにはこの呼吸器が絶対に必要や♪

↓

Lesson 9 消化器
でも息だけしてても何も食わんとやっぱりアカン！てなわけで消化器も必要になるんやな☆

↓

Lesson 10 泌尿器
ただそうやって食べてると体にいらんもんがたまるから、体の外に出す働きもつけてあげるねん♪

↓

Lesson 11 生殖器
そんな人間もいつかは死ぬから、途絶えんように生殖でしっかり子孫を残す☆ それが人間や♪

↓

Lesson 12 免疫
そうやってずっと今までつながってきた命だからこそ、免疫でしっかりバイ菌たちから体を守るねん！

おすすめ勉強法

解剖生理学は覚えることがたくさんあるからな。
効率的に勉強してこ！

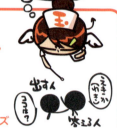

タッチ暗記　たくさん覚えるとき

骨や筋肉を覚えるときは体を実際にタッチして
クイズ出し合ってみ！もちろん1人でもできる
から自分の体をタッチして覚えよな♪

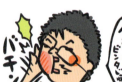

そこをさわって言うだけ！
※本当はビンタとかはなしな

タッチクイズ

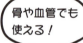

骨や血管でも使える！

連想暗記　ややこしいことを覚えるとき

人体の機能って本当によく考えられていて、
現代社会でオレらが工夫してるのと同じ工夫を
人体もずっと昔っからやってるねん♪
〔例〕ミトコンドリアと回転寿司、血圧と電車、脳膜と段ボールなどなど
そやから何に似てるか自分の周りで探してみてなヽ(｀∀´)ノ

もしくは、「WEB玉塾 解剖生理学」で検索！
http://www.webtamajuku.com/#!kango/c1zpn

特設サイトで、ゲームで解剖生理学が学べるようにしたで！
http://www.webtamajuku.com/#!blank-1/nkpzv

勉強チェックすごろく

すごろくを塗りつぶして、勉強の進み具合をチェックしてみよな☆
あせらず一歩一歩頑張るんやで！

勉強の前に… 解剖生理学の基本

解剖生理学の基本のとこをおさえよな。

解剖学的正位

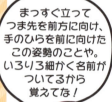
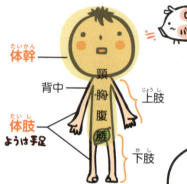

まっすぐ立ってつま先を前方に向け、手のひらを前に向けたこの姿勢のことや。いろいろ細かく名前がついてるから覚えてな！

体幹
背中　頸　胸　腹　腰
上肢
体肢　ようは手足
下肢

漢字を読めばイメージできてすぐわかるな。CTとMRIとかもあるから断面図も覚えよな♪

人体の方向

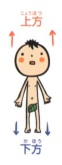
上方 / 下方

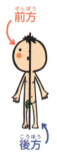
前方 / 後方

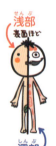
浅部 表面ほど / 深部

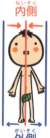
内側 / 外側

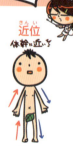
近位 体幹に近い方 / 遠位

上下に　水平面

前後に　前頭面

真っ二つ　矢状面

Lesson
1

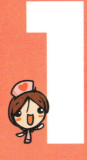

細 胞

> 細胞のしくみ …14
> 組織 …20

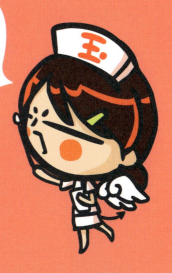

Lesson 1

細胞のしくみ

大切さ ★★★
難しさ ★★
ギャグ ★★

おいっす！ 玉先生やで☆
細胞いうてもいろんな種類あるから
ここではまず定番の細胞について知ってみるぞ♪

細胞とは

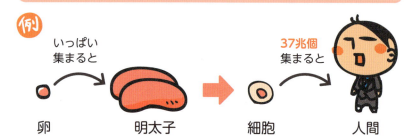

例
いっぱい集まると
卵 → 明太子 → 細胞 → 37兆個集まると → 人間

細胞×37兆個＝人

人は成人で約37兆個の細胞を持っている。脳からの指示で
この細胞がみんな一緒に働いて、人は生きている。

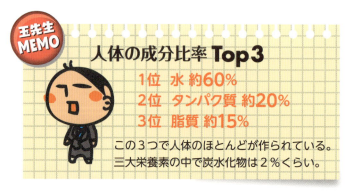

玉先生 MEMO

人体の成分比率 Top3

1位　水　約60%
2位　タンパク質　約20%
3位　脂質　約15%

この3つで人体のほとんどが作られている。
三大栄養素の中で炭水化物は2％くらい。

今日の玉運勢　　　　　　　　　　　　　総合点　72点
結構いいけど何がいいかっていわれるとわからない日！ 細胞も8割、30兆個くらいは満足してるやろ☆

細胞の中身

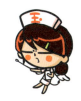

 ## 核（穴：核孔）

細胞には必ず1個だけ入っている。
DNAが巻きついた染色体がめっちゃ詰まっている。
DNAは大切すぎてここから出ることはないので
コピーしたのを穴（核孔）から出して使う！

細胞膜

細胞を包む膜。
いいものは入れて
悪いものは出す！
「福は内、鬼は外」の
豆まきシステム♪

細胞質基質

細胞の中を満たす
栄養や酸素など
何でも入っている。

ミトコンドリア
酸素を使って
体を動かす
エネルギーを作る。

小胞体
核からの指示で
タンパク質を
作っている。

ゴルジ体
小胞体で作った
タンパク質を運び
細胞外に分泌する。

細胞小器官

細胞に入っているこの粒々たちのこと。
これ以外にもリソソームや中心体なんてのもいる。

今日の玉運勢　❤️❤️🖤🖤🖤　🟢🟢🟢⚫⚫　🟡🟡⚫⚫⚫　総合点　65点
恋愛運が低いぶん勉強運はまぁまぁある日！ 友達との会話でゴルジ体を使ってみたらいいことあるで♪

細胞の中の粒々たち

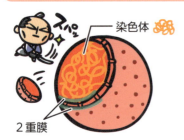

染色体
2重膜

核

核を切ると**染色体**がぎっしり！
この染色体にDNAが含まれてる。
大切すぎて**2重の膜**で包まれてる。
(お菓子の包装なみに包みまくられてる)

● 染色体はマカロニ

パスタのように長いと
からまったり切れたりしてしまう！
そこでマカロニのように短くしてる。

長い1本　　　短い46本

マカロニ状の染色体が**46本**

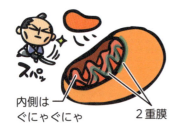

内側はぐにゃぐにゃ
2重膜

ミトコンドリア

酸素を使って**ATP**って呼ばれる
生きるエネルギーの素を作る。
こいつも**2重膜**で、**ATP**は主に
内膜の内側で作っている！

● 表面積UPの工夫♪

形がぐにゃぐにゃしてると
表面積が広がってたくさん
エネルギーが作れる♪

ちなみに回転寿司も、同じ広さでも
客がたくさん座れるように
机を変えたんやで！

《昭和型》　《平成型》

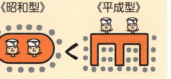

こいつもぐにゃぐにゃしとる！

たくさんO₂を欲しくて
肺も肺胞で表面積UP♪
肺

たくさん栄養欲しくて
腸も絨毛で表面積UP♪
腸

今日の玉運勢   　総合点　81点

勉強運MAX！これを読んでるお前の大脳はミトコンドリアの内膜なみにシワだらけだぞ☆

◉ 小胞体は工場

核の指示（RNA）を受けてタンパク質を作るのは、表面に付着している粒々のリボソームの役目。いつも核の横にいるのは核の指示（RNA）を受けやすいからか!?

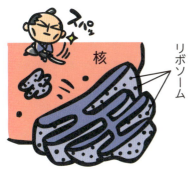

小胞体
核の指示（RNA）を受けてタンパク質を作っている！
※材料は細胞質基質の中にいっぱいある！

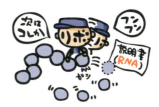

◉ 梱包＆発送係

ゴルジ体は工場（小胞体）などで作ったものを包んで細胞外へ発送（分泌作用）する。

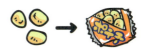

ゴルジ体
小胞体の作ったタンパク質を包んで細胞外に分泌する！

糖尿病に効くインスリンもこうやって分泌される

ゴルジ体の名前は人名からとったもの。もしや鉛玉を分泌するカレからとられたのか!?

今日の玉運勢　総合点　43点
勉強運以外はさっぱり！ 勉強しとけ(-∀-)ノ そのときお菓子を食いすぎてインスリン出しすぎると太るぞ！

受動輸送とは

自然の働きには「1ヶ所にいっぱい集まっているものはどんなものでも、スカスカなほうへ広がり散らばって均一になろうとする」ってのがある！
オレら生物が持つ受動輸送も
「ぎゅうぎゅうからスカスカなほうへ」ってこの働きを持つ！

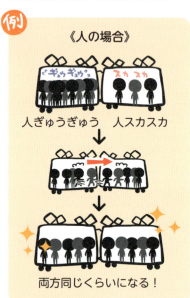

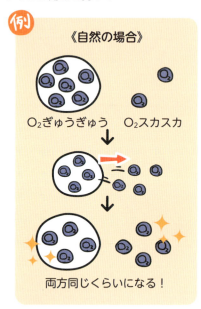

例 二酸化炭素

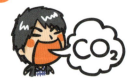

生きてると体内にCO_2が
いっぱいできる。そして
CO_2の少ない外へ出ていく。

イメージ 似ているもの：屁

おならのにおいがまわりに広がる
のも、おならが出てすぐの
ぎゅうぎゅう(強烈なにおい)が
広がってスカスカになるため。

今日の玉運勢　 　総合点　67点
昨日より金運がアップ！ 勉強することで試験に合格し看護師になって収入が安定する!? 遠いわ！！！

能動輸送とは

1 細胞

ほんでオレら生物が持つ能動輸送(のうどうゆそう)は、均一になろうとする受動輸送に逆らって、
ぎゅうぎゅうを生み出す働きがある。
こっちは能力を使って動かすので能動輸送いうねん。

細胞外

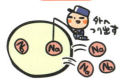

ナトリウムポンプで
細胞の外をNaで
ぎゅうぎゅうにする

肝臓

肝臓の中に
栄養を蓄える
（グリコーゲン）

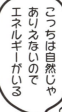

こっちは自然じゃありえないのでエネルギーがいる

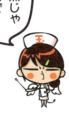

例 雨が集まって
海になる
（水ぎゅうぎゅう）

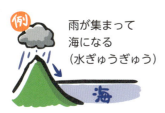

重力がいる
エネルギー

例 海が乾くと
塩が出る
（塩ぎゅうぎゅう）

日光がいる
エネルギー

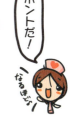

ホントだ！
なるほど

①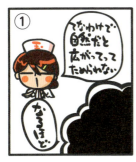

てなわけで自然だと広がっていってためられない。なるほど

②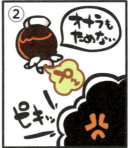

オナラもためない…
プッ
ピキッ

③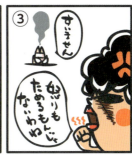

すいません
むりもためるもんじゃないわね

今日の玉運勢   総合点 34点
金運0☆ 最近お金のムダ遣い多いんじゃないんか？ 肝臓見習ってグリコーゲンみたいに貯金したらどうや？

Lesson 1

組織

大切さ ★★★
難しさ ★★
ギャグ ★★★

- DF 守りのディフェンダー
- Gk 支える ゴールキーパー
- Fw 攻めのフォワード
- MF 指示するミッドフィルダー

人の体はサッカーみたく4つのポジションがあるんやで！

組織とは

DF 上皮組織
肉の上の皮（外に触れる組織）なので、皮膚・毛・爪だけでなく網膜や肺、胃腸もここ

Gk 支持組織
体をしっかり支える骨や血液

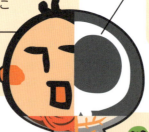

MF 神経組織
情報を集めたり送ったり考えたりする体内のインターネット

Fw 筋組織
中枢神経の指示で体を動かす

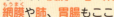

骨格筋　心筋　内臓筋

感覚神経　中枢神経　運動神経
（脳や脊髄）

今日の玉運勢　♥♥♥♥♥　　　　　　　　　　総合点　98点
好運パワーほぼMAX♪ 何してもうまくいきそうやで!! たまには勉強サボって楽しむか♪

上皮組織 DF守り

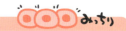

上皮組織は人体を外から守るため、**すき間がほとんどない**。しかもサッカーでDFがカウンター攻撃をするように、たとえば胃腸なら消化液を出して外から来たもの(食べもの)を攻撃する！ 機能がたくさんあると上皮も厚くなるけど、守りの機能しかない上皮は薄いんやで！

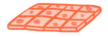

血管や膜

削れやすい皮膚

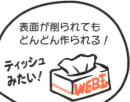

表面が削られてもどんどん作られる！ ティッシュみたい！

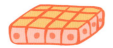

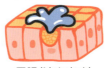

胃腸(液を出す)

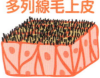

※立方や円柱のようにぶ厚いといろいろ仕込める(多機能)

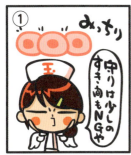
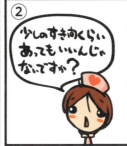
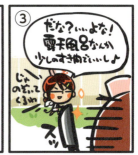

| 今日の玉運勢 | | | | 総合点 61点 |

恋愛運0で勉強運MAXなんだから外に行かずにテスト勉強しとくと結果出るで♪ お金も使わんし！

支持組織 （支える）

体を支える骨や血液、あと体の中を埋めてるものが支持組織や！
こっちは上皮組織と違って**すき間**（**細胞外マトリックス**）もあるで！

硬骨

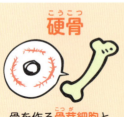

骨を作る**骨芽細胞**と
骨を壊す**破骨細胞**で
毎日作り直されている

膠原線維

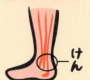

けん

腱や靭帯にあり
コラーゲンを多く含む

軟骨

このへん

骨と骨の間のクッション

脂肪細胞

女性の敵でも体温保持には大切

支持組織には他にもこんなんがあるで！

疎性結合組織

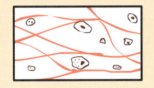

密性結合組織

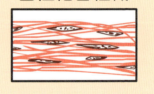

今日の玉運勢　　総合点　35点
何でもそんなによくない日！こんな日は膝の十字靭帯をじっと見つめて過ごしてろ！！

筋組織

その名のごとく筋肉の組織。パターンがあるで！

	骨格筋（骨(体)を動かす）	心筋（心臓を動かす）	内臓筋（内臓を動かす）
形	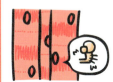 動きがシンプルなので並びもシンプル	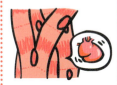 複雑な動きなので複雑に枝分かれしている	 動きが弱いのでのぺっとしてる
パワー	横縞付き **横紋筋**  体全体を動かすからパワーがいる！	横縞付き **横紋筋** 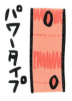 体中に血液を送るからパワーがいる！	**平滑筋** 年中ゆっくりだからパワーいらず
操作	考える **随意筋** 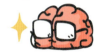 外の刺激に合わせて意識して動かす	考えない **不随意筋** 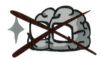 心臓はずっと動いているので無意識	考えない **不随意筋** 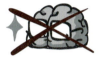 内臓はずっと動いているので無意識

今日の玉運勢　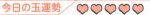　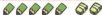　総合点　72点

金運以外すごくいいから、デートか恋人がいないなら勉強だな！ってこれ読んでるお前は勉強だろ☆

神経組織

指示を担当している神経は3人トリオで仕事をする。
感覚神経・中枢神経・運動神経や。神経は Lesson4 で詳しくやるで！

外の刺激を 中枢に伝える **感覚神経**（かんかくしんけい）	伝えられた刺激で 指示を考える **中枢神経**（ちゅうすう）	考えた指示を 筋肉に伝える **運動神経**（うんどう）
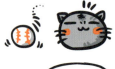	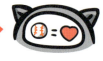	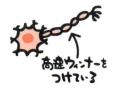
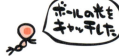		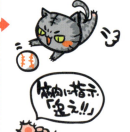

玉先生MEMO ― 伝達の要「高速ウィンナー」

伝えるだけの感覚神経と運動神経には、伝達速度を速める**髄鞘**（ずいしょう）っていう高速ウィンナーがついている。でも、ゆっくり考えないといけない中枢神経にはついてないぞ！

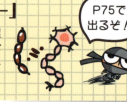

P75で出るぞ！

今日の玉運勢 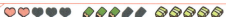 総合点 68点

金運すごくいい日♪ 中枢神経を総動員して大事にお金を使えよ！ こんな日はそんなにないんだから☆

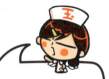

自律神経

体の一部(手とか足)に指示する3人トリオ以外に、
体全部に指示をする神経もある。それが**自律神経**や。

ピンチになったら
交感神経

安全でやることないと
副交感神経

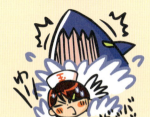
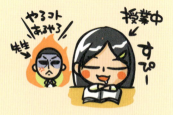

元気になる のほほんとなる
エネルギー消費 **大**   エネルギー消費 **小**

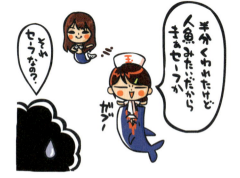
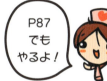

P87でもやるよ！

| 今日の玉運勢 | | 総合点 87点 |

全体的にすごくいい日♪ 交感神経もバリバリ元気で、いい気持ちになりそう！！

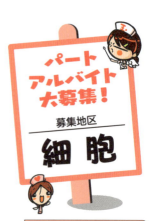

募集地区 細胞

徒歩1分！最寄りの細胞内

名　称	核
支給品等	染色体23組46本
必要資格	2重膜、核孔
仕事内容	大切なDNAを守って、必要に応じてRNAを出す銀行員です。特別支給あり！

徒歩1分！最寄りの細胞内

名　称	小胞体
支給品等	RNA
必要資格	栄養士の免許
仕事内容	核からの指示に従って、タンパク質を作ります。頑張れば社員への昇格もあります。

徒歩1分！最寄りの細胞種

名　称	ゴルジ体
支給品等	M16 (ライフル)
必要資格	狩猟免許
仕事内容	タンパク質を合成し完成させる仕事です。

※高収入ですが特殊技能が必要です。

徒歩1分！最寄りの細胞内

名　称	ミトコンドリア
支給品等	38ATP
必要資格	ケーキ屋勤務経験優遇
仕事内容	糖分や酸素などを使ってATPロールケーキ (P165) を作る工場員です。3交代制です。

徒歩1分！最寄りの細胞内

名　称	細胞膜
支給品等	細胞質基質
必要資格	半透膜
仕事内容	よい人はどんどん入れて悪い人は外へと追い出す細胞の警備員です。

募集地区 組織

体の表面など！全国各地

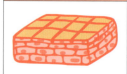

名　称	重層扁平上皮
支給品等	労災加入
必要資格	未経験者歓迎
仕事内容	出入りの多い職場です。一定期間体を守ったら、やめてもらう短期作業です。

国道「消化管」などの付近

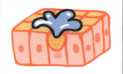

名　称	単層円柱上皮
支給品等	労災加入
必要資格	腺を持っている方
仕事内容	目の前に食べものが来たとき消化液などを出す作業で勤務地がかなり限られます。

今日の玉運勢 総合点 58点

恋愛運が枯れてるので勉強しな！Lesson1も最後だし今日は復習とLesson2の予習をすると吉 (☆∀☆) b

1 細胞

自宅近くの国道「骨格」付近
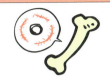

名　称	硬骨
支給品等	破骨細胞、骨芽細胞
必要資格	建築免許
仕事内容	破骨細胞で骨を壊して、骨芽細胞で新たな骨を作るリフォーム業です。

筋肉に隣接した地区
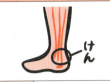

名　称	膠原線維
支給品等	コラーゲン
必要資格	寛容な方
仕事内容	筋肉がどんなに伸び縮みしても、絶対に切れない落ち着いた性格の人を探しています。

各所の関節交差点

名　称	軟骨
支給品等	から揚げ粉
必要資格	BMI 25.0以上の方
仕事内容	骨と骨がぶつかったとき、傷ついて削れないように間に入ってもらいます。

国道「骨格」より電車で1駅
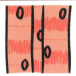

名　称	骨格筋
支給品等	ストライプの制服
必要資格	力仕事※部活生優遇
仕事内容	脳からの指示が出たときにその指示に合わせて動く作業です。指示のない日は楽です。

首都に出勤できる方限定

名　称	心筋
支給品等	ポップなデザインの服
必要資格	力仕事※休み少なめ
仕事内容	つねに血を送る作業です。休みなく24時間態勢で配属先が右か左の2ヶ所あります。

内臓団地より電車で1駅

名　称	内臓筋
支給品等	夏でも使える薄い制服
必要資格	長く働ける方
仕事内容	内臓周りでの作業です。24時間態勢ですが力はいらないので女性も大歓迎です。

全国各地どこでもOK
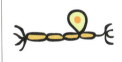

名　称	感覚神経
支給品等	髄鞘
必要資格	秘書検定2級
仕事内容	皮膚で感じた刺激を受けて脳に伝える、お客様相談窓口での電話担当です。

脳内に通える方限定
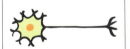

名　称	中枢神経
支給品等	終身雇用です
必要資格	協調性のある方
仕事内容	他の神経細胞と協力して最善策を決めて指示するため高いコミュ力が求められます。

全国各地どこでもOK
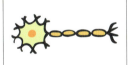

名　称	運動神経
支給品等	髄鞘
必要資格	英会話必須
仕事内容	脳で出した指示を筋肉に正確に伝える、航空管制センター業務です。

今日の玉運勢　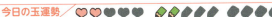　総合点　34点
あんまり良くない！金運もないから外出は控えめに！でも筋トレとか体動かして骨格筋は鍛えろ♪

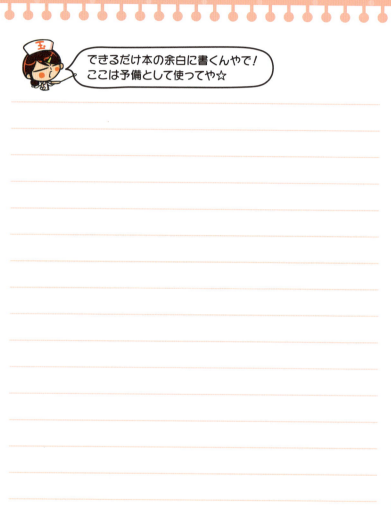

Lesson 2

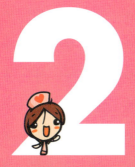

皮膚と膜

皮膚 …30
体内の膜 …34
体温 …38

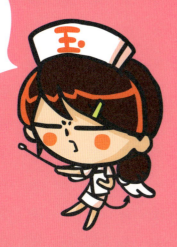

Lesson 2
皮膚

大切さ ★★
難しさ ★★★
ギャグ ★★★

皮膚は体の組織の中で唯一目に見える組織なので病気とかの発見にとても重要やったりする♪

皮膚の色でわかること

白目や皮膚が黄色
こういうのを「黄疸（おうだん）」といって肝臓が悪いとなる。
※目の結膜（けつまく）でチェック！

→ 肝臓（かんぞう）が悪い

顔が真っ青
顔色は真皮の血管で決まるので血行が悪いと白く、良いと赤い。
※瞼（まぶた）や結膜でチェック！

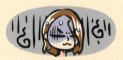

→ 血行が悪い

皮膚の下に血
皮膚の下の血管でそう見える。押して消えないと内出血してて、消えたら血管が広がってるだけ。

→ 内出血してる

唇がムラサキ色
こういうのを「チアノーゼ」いうて酸素が足りないとなる。
※口や指先でチェック

→ 酸素が足りない

今日の玉運勢　♥♥♥♥♡　　　　　　　総合点　72点
まぁまぁいい日♪ 酸素が少なくてチアノーゼでもムラサキの口紅と勘違いしてもらえそうなくらいの運☆

皮膚のおもしろい機能

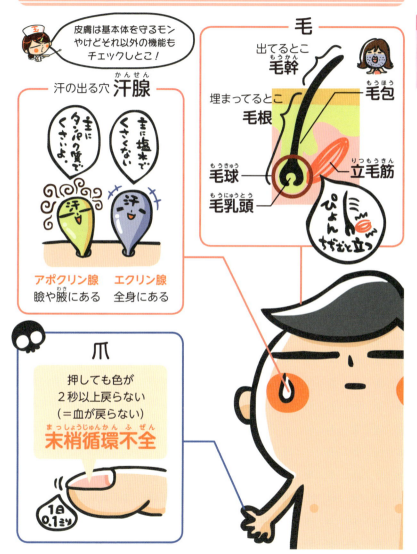

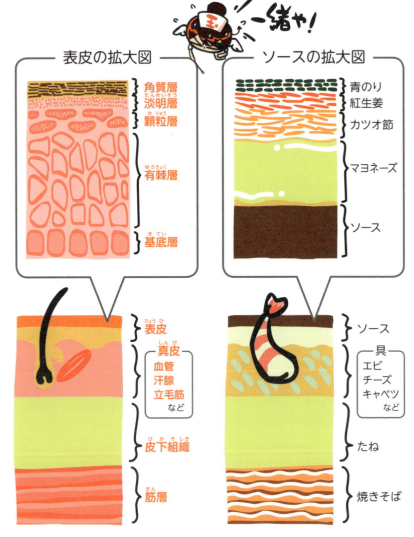

《熱傷の重症度》

熱傷とはヤケドのこと。皮膚のどれくらい深くまでヤケドしたかで、重症度がわかるんや！

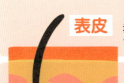

表皮 — **Ⅰ度** 赤くなるがすぐ治る。

真皮 — **Ⅱ度** 水ぶくれ。治るまで1ヶ月程度。

皮下組織 — **Ⅲ度** 真皮まで壊死。切除や植皮が必要になる。

筋層

絶滅危惧種の理由

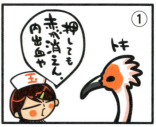
①

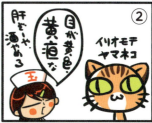
②

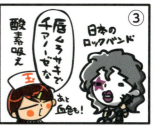
③

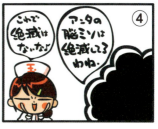
④

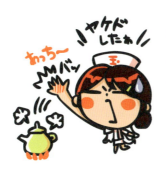

皮膚と膜

今日の玉運勢　総合点　86点
どれもよく選べない！ Ⅱ度のヤケドの水ぶくれをシルブプレと間違えてフランスへ行かないように！！

Lesson 2
体内の膜

大切さ ★
難しさ ★★
ギャグ ★

オレらの体内には臓器があるけど、そいつらが肉とこすれて傷つかないように、臓器も肉も膜で覆うんや。

漿膜（臓器や肉を包む膜）

臓器や肉の表面を包む漿膜は臓器が入れる空間を作り、お互いにこすれにくくなるよう表面に漿液を出してるねん！

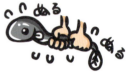

イメージはうなぎのぬめり。でも漿液は結構サラサラなんやで

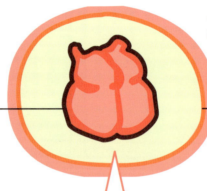

臓側漿膜
臓器を覆って守ってくれる漿膜

壁側漿膜
壁を覆って守ってくれる漿膜

臓器が入ってる仲間たち

 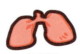

心嚢膜 **胸膜** **腹膜**

今日の玉運勢 ♥♥♥♥♥ 🥒🥒🥒🥒🥒 🍣🍣🍣🍣🍣   総合点 65点

ハートがそんなでもない日！心嚢膜をしっかりさせなきゃとか思ってるやつはたぶん恋人ができない！

粘膜（外とつながっている膜）

体を守るだけでなく、時に呼吸や消化もする多機能膜。

ここでも表面積UP

粘膜の表面は腸で吸収しやすくするよう出っ張ってる！これも**表面積**を増やしてる。

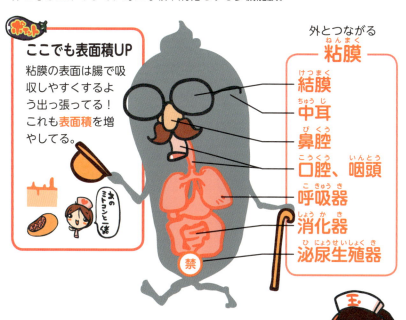

外とつながる
粘膜
- 結膜
- 中耳
- 鼻腔
- 口腔、咽頭
- 呼吸器
- 消化器
- 泌尿生殖器

粘膜の基本構造

一番上だけ機能で変わる

粘膜上皮
粘膜固有層
粘膜筋板
粘膜下組織
筋層

激薄
薄すぎて透けて見える。結膜や胃
（血が透けて赤）

出っ張り
出っ張って表面積を広げ吸収力UP。

ぶ厚い
防御力高。よくこすれる。口や食道
（透けないので白）

今日の玉運勢　 　　総合点　88点

すんごいいい日！ 朝からしっかりご飯食べて勉強して楽しんでこい♪ 上の粘膜を全部覚えたらな☆

結合組織性（骨の近く）の膜

硬い骨などにこすれて傷つかないように、間にはさまっているクッション。

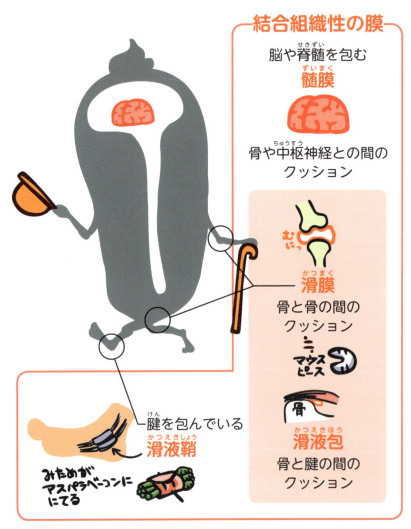

結合組織性の膜

脳や脊髄を包む
髄膜

骨や中枢神経との間のクッション

滑膜

骨と骨の間のクッション

滑液包

骨と腱の間のクッション

腱を包んでいる
滑液鞘

みためが
アスパラベーコンに
にてる

| 今日の玉運勢 | ♥♥♥♥♥ | 🥒🥒🥒🥒🥒 | 🍙🍙🍙🍙🍙 | 総合点 100点 |

最高のオールMAX♪ 何しても最高な日だから何するか考えて楽しめ！ ラッキーアイテムは仙骨☆

脳は大切に包まれている

大切な脳を包む膜はプレゼントの包装のように何重にもなっている。

脳を守る
髄膜（ずいまく）

3段階で守るシステム

プレゼント

大切な**脳** ……………………

柔らかい**軟膜**（なんまく） ……………………

わしゃわしゃした**クモ膜** ……

硬（かた）いしっかりとした**硬膜**（こうまく） ……………

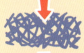
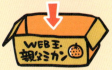
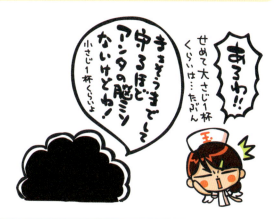

今日の玉運勢   　総合点　67点

恋愛運がいい日♪ 今日は特に鎖骨や滑膜がセクシー！ そのへんのおしゃれを特にガンバレ(☆∀☆)b

Lesson 2
体温

大切さ ★★
難しさ ★
ギャグ ★

オレら人間は食べたエネルギーの80%を使って、体温を37℃くらいに保ってるねん。

2つの体温

体温計で計れる

つねに温度一定
核心温度

口腔(口の中)
核心温度より
−0.5℃

腋窩(腋の下)
核心温度より
−0.8℃

直腸(お尻)
核心温度と **同じ**

寒いと下がる
外殻温度

冷え性もこの部分

熱くてさわる
耳たぶもこの部分

核心体温はつねに37℃ないと死んじゃう!!

35℃
低体温症

30℃
意識がない

25℃
死ぬことも

今日の玉運勢　♥♥♥♥♥　総合点　45点
勉強運がいい日♪ しっかり勉強するんやで！核心温度が変化しないように基礎は復習で知識を保て！

体温調節のしくみ

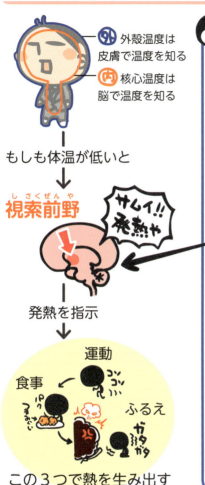

- 外 外殻温度は皮膚で温度を知る
- 内 核心温度は脳で温度を知る

もしも体温が低いと
↓
視索前野（しさくぜんや）
↓
発熱を指示
↓
運動・食事・ふるえ
この３つで熱を生み出す

《異常な発熱》

感染症による
サイトカイン
発熱

メンタルによる
精神的
発熱

脳がおかしくなってる
中枢的（ちゅうすう）
発熱

《特殊な発熱》

非ふるえ
熱産生（ねっさんせい）
（**褐色脂肪細胞**（かっしょくしぼう））

人は普通、ふるえ・運動・食事の３つで熱を作るんやけど、そうでないのがこれや。

☀ １日のうちでも体温の高いとき、低いときがある 🌙

 今日の玉運勢 　　　総合点　63点
金運がやや高め！ お金の量が少ないと視索前野が貯金を指示してくれるかもしれん(-∀-)ノ

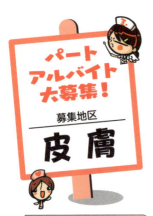

パートアルバイト大募集！
募集地区
皮膚

体中の皮膚全般

名　称	エクリン腺
支給品等	1ℓ～/日（出来高）
必要資格	調理免許
仕事内容	塩水の生成が仕事です。支店が体の表面のどこにでもあるため転勤があります。

皮膚（主に瞼や腋）

名　称	アポクリン腺
支給品等	1ℓ～/日（出来高）
必要資格	調理免許
仕事内容	汗にタンパク質を添加する仕事です。においに敏感な方はご遠慮ください。

体外で皮膚より徒歩3分

名　称	毛
支給品等	0.5mm/日
必要資格	根気のある方歓迎
仕事内容	人体が死ぬまでずっと製作や着色が必要なので長くできる方歓迎です。公共事業です。

先端の僻地※僻地手当支給

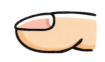

名　称	爪
支給品等	0.1mm/日
必要資格	集中力のある方
仕事内容	押されて白くなったら、2秒以内に赤色に戻してください。指先など僻地勤務です。

体内の内臓駅前

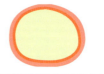

名　称	壁側漿膜
支給品等	漿液
必要資格	塗装技能士
仕事内容	体内の空間の壁に漿液を塗って保護する、ペンキ塗りの仕事です。

体内の内臓駅前

名　称	臓側漿膜
支給品等	漿液
必要資格	塗装技能士
仕事内容	体の臓器の表面に漿液を塗って保護する、ペンキ塗りの仕事です。

消化器より徒歩10分圏内

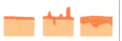

名　称	粘膜
支給品等	要相談
必要資格	初心者歓迎
仕事内容	配属部位によって大きく業務が異なります。主に消化器付近で、まかないつきです。

主に中枢神経より徒歩圏内

名　称	髄膜
支給品等	高収入です
必要資格	BMI 25.0以上の方
仕事内容	脳や脊髄を衝撃から守る警備員です。衝撃を和らげるよう太めな方大歓迎です。

今日の玉運勢　♥♥♥♥♥　　　　総合点　82点
恋愛運と金運がいい日♪ こんな日は遊びに行くか(・∀・)ノ 毛や爪のように皮膚に気合い入れろ！

WEB玉クッキング

解剖生理学のいろいろな反応を簡単レシピで紹介♪

2 皮膚と膜

☆今日は上皮組織の復習にピッタリの料理です♪

ホルモン（臓器）フライの漿液あんかけ

内臓義塾文化大学　ホルモン教授

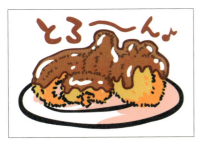

● 材料（1人前）

臓器（心臓や肺、胃）	1かたまり
臓側漿膜	大さじ2
漿液	大さじ2

● 作り方

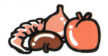
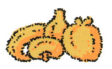
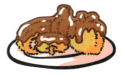

①まずは臓器を用意（心臓や肺、胃など）
②その臓器を臓側漿膜の衣で包む
③漿液を用意したら❷にかけて出来上がり

こんな感じで体内の臓器は臓側に包まれ漿液に包まれている

● ここに注意！
山芋やオクラのねばねばを生み出しているムチン。誤ってムチンを加えてしまうとねばりが出て粘液になるので注意！

〈他にもこんなことが…〉
漿液は体内の「ねばりが少ない液」のことで使い方は様々なんです！他にもいろいろと応用がきくので、唾液や汗でも漿液は使われます♪でも、唾液のときは漿液だけじゃなく粘液と混ぜます！

管理栄養士　中村先生

今日の玉運勢 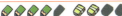　総合点　61点

そそこそこいい！恋愛するもよし勉強するもよし！！でも少し金運低いから買い物は注意やで☆

1Lessonが5分で学べるから授業前に予習すると楽やで！

Lesson 3

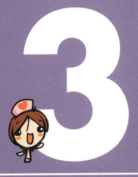

血液循環

血液 …44
心臓 …50
血管 …54
胎児循環 …60
血圧 …62
リンパ …68

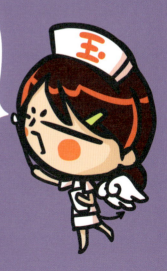

Lesson 3
血液

大切さ ★★★
難しさ ★
ギャグ ★★

人体には約5ℓの血液が入っているけど、半分失うと失血死するくらい大切なんや！

血液の量

1kgあたり 80cc

体重の1/13

🩸 **8％が血液**

8%に80cc 血って8に関係してるね

※特に肝臓・腎臓に多い

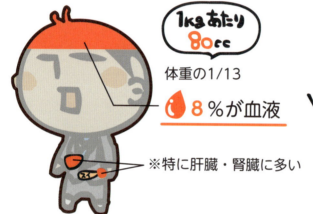

玉先生MEMO
水と血液の比較

水		血液
1	比重	1.06
7	pH（ペーパー）	7.4

血液は水よりちょっとデブ（6％重い）で少しアルカリ性

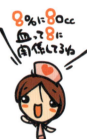
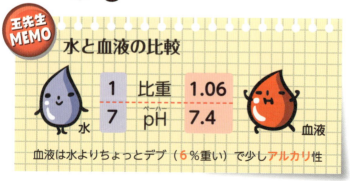

今日の玉運勢 ♥♥♥♥♥ 🍵🍵🍵🍵🍵 🍵🍵🍵🍵🍵 総合点 73点

恋愛運がすごくいい日！告白するなら今日か!? その前に水と血液の比重とpHは覚えてからアタックな☆

血液が運ぶ8種類

ヘモグロビンでO₂をつかんで運ぶ

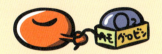

赤血球
（せっけっきゅう）

バイ菌を退治してくれる

白血球
（はっけっきゅう）

出血時に止血する

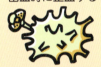

血小板
（けっしょうばん）

体内への指示をする手紙

ホルモン

細胞37兆個へ運ばれる栄養

栄養

細胞から出たいろんな物質

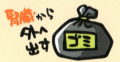

老廃物

体内を37℃に保つための熱

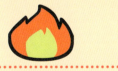

熱

細胞から出たCO_2などの気体

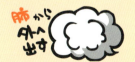

酸素以外の気体

今日の玉運勢　　総合点　−20点

最悪！ってかマイナスじゃんΣ(ﾟ□ﾟ;) 復習サボってたんじゃないか？ こうなりゃ1冊丸ごと復習や！！

血液の成分

人の血液は実は透明な液体で、そこにたくさんの赤い粒が浮いているから赤く見えるんや（海の赤潮と同じ原理♪）。

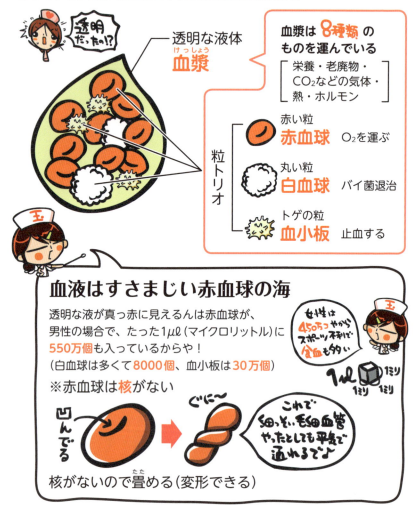

透明だったの！？

透明な液体
血漿（けっしょう）

血漿は **8種類** のものを運んでいる
［栄養・老廃物・CO_2などの気体・熱・ホルモン］

粒トリオ
- 赤い粒 **赤血球** O_2を運ぶ
- 丸い粒 **白血球** バイ菌退治
- トゲの粒 **血小板** 止血する

血液はすさまじい赤血球の海

透明な液が真っ赤に見えるんは赤血球が、男性の場合で、たった1μℓ（マイクロリットル）に **550万個** も入っているからや！
（白血球は多くて**8000個**、血小板は**30万個**）

※赤血球は**核**がない

女性は450万コやからスポーツ不利だし貧血も多い

1μℓ 1ミリ×1ミリ×1ミリ

凹んでる → ぐにゃ～

これでちゅっとい毛細血管やったとしても平気で通れるで♪

核がないので畳める（変形できる）

| 今日の玉運勢 | ♥♥♥♥♡ | 🍙🍙🍙🍙🍙 💰💰💰💰💰 | 総合点 97点 |

赤血球の凹みくらい恋愛運がちょい減っただけなのでめっちゃいい日♪ お金もしっかり貯まるぞ☆

血小板は血を固める

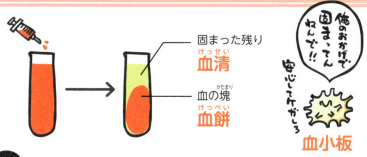

- 固まった残り　**血清**(けっせい)
- 血の塊　**血餅**(けっぺい)
- **血小板**

「俺のおかげで固まってんねんで！！安心してケガしろ」

《血液の病気》

● 血液が固まりすぎるとき

血栓(けっせん)　固まった血がじょじょに育って血管が詰まる

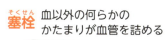

塞栓(そくせん)　血以外の何らかのかたまりが血管を詰める

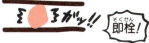 ｺﾞｶﾞｯ!! 即栓！(そくせん)

● 血液が固まらなさすぎるとき

 ケガで失血死！

血が止まらない病気　**血友病A・B**(けつゆうびょう)

固まった血を溶かすシステムもあって固まりにくくしているよ！  ドロドロ

---

① 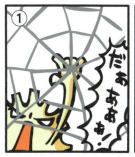　だぁあぁぁぁ！

② 説明しよう！血小板はフィブリンという糸を出し、赤血球たちを絡めて固めるのだ！

③ 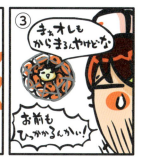　ｷｪｵﾚもからまるやけどな　お前もひっかかるんかい！

今日の玉運勢　♡♥♥♥♥　　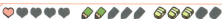　総合点　44点

血栓のように運勢も詰まったような日！フィブリンで血餅……とかじゃなく復習で知識を固めろ♪

3 血液循環

血球

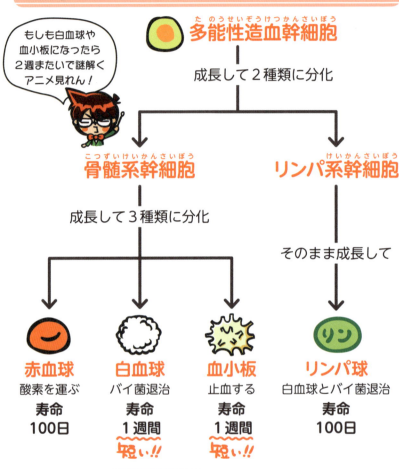

	赤血球	白血球	血小板	リンパ球
働き	酸素を運ぶ	バイ菌退治	止血する	白血球とバイ菌退治
寿命	100日	1週間 短い!!	1週間 短い!!	100日

酸素を運ぶ赤血球、バイ菌退治の白血球、止血をする血小板って働きは全く違うけど、元は1種類の**骨髄系幹細胞**や。

今日の玉運勢　♥♥♥♡♡　🍃🍃🍃🍂🍂　💰💰💰💰💰　総合点　41点
金運が低いからしっかりお金を貯めておけ！ お金は多能性造血幹細胞のように何にでも変えられる♪

48

血液からわかること

赤血球数 ⟶ 多いと**多血症**、少ないと**貧血**。
（ヘマトクリット）　※ヘマトクリットは、赤血球の割合

白血球数 ⟶ バイ菌を退治するのが白血球なので
一見すると多いほうが安全なように思うが、
実は**多い**ほど「**今バイ菌が多くて増量中**」
というサイン。少なすぎてもマズイ！

血小板数 ⟶ 血液は固まりすぎても詰まるし、
固まらなくてもヤバイ。
多すぎても少なすぎても**血液疾患**となる。

他にもいっぱいわかるよ

疾患て要は病気のことな！
例：血液疾患＝血液の病気

玉先生MEMO ヘマトクリットとは？

ヨーロッパのお菓子やスポーツの名前のようなおしゃれ感があるが、
血液を遠心分離機にかけたときの赤血球の割合のことな。

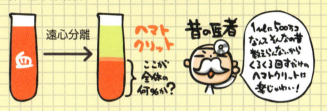

今日の玉運勢　総合点　69点
全体的にいい日！ラッキーアイテムは血液中のT細胞♪ ラッキーカラーはリンパ液の色な(-∀-)b☆

Lesson 3
心臓

大切さ ★★★
難しさ ★★★
ギャグ ★

 心臓は手のぐーくらいの大きさで体中に血液を走らせて、血液のところ(P45)で出てきた8種類を体中に運ぶねん。

心臓の名前

赤から内側がいわゆる心臓や で！

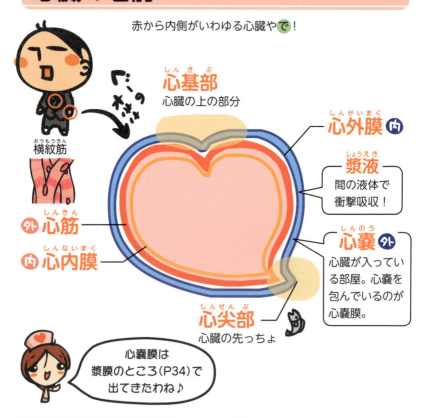

心基部（しんきぶ） 心臓の上の部分

心外膜（しんがいまく） 内

漿液（しょうえき） 間の液体で衝撃吸収！

横紋筋（おうもうきん）

外 **心筋（しんきん）**

内 **心内膜（しんないまく）**

心嚢（しんのう） 外 心臓が入っている部屋。心嚢を包んでいるのが心囊膜。

心尖部（しんせんぶ） 心臓の先っちょ

心囊膜は漿膜のところ(P34)で出てきたわね♪

今日の玉運勢　総合点 52点
ちょっぴり金運が悪い日！ そんな日は勉強運で挽回しろヽ(*`Д´*)ノ まずはこのLesson3を1回読め♪

心臓のしくみ

房と室
房は小さい部屋、室は大きい部屋を表す漢字だから、下の大きい部屋が「室」

体中へ　**体循環**　　肺へ　**肺循環**
老廃物を捨てに行く　　CO_2を捨てに行く

② 肺
③ 左心房（さしんぼう）
④ 左心室（さしんしつ）
⑥ 右心房（うしんぼう）
① 右心室（うしんしつ）
⑤ 体

O_2をもらって帰ってくる
栄養をもらって帰ってくる

肺からだけの少ない血は2枚で逆流を防ぐ
2枚扉 **僧帽弁**（そうぼうべん）

体中からたくさんの血が帰ってくるので3枚も弁がいる！
3枚扉 **三尖弁**（さんせんべん）

※左右に注意！
右手　右心　左心　左手

「血流の流れ」ここは覚えろ！

① 右心室 → ② 肺へ → ③ 左心房 → ④ 左心室 → ⑤ 体へ → ⑥ 右心房 → 再び 右心室 → くり返す

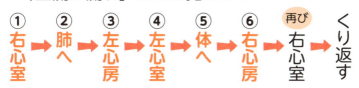

今日の玉運勢　　総合点 87点
勉強運と金運が最高♪ しっかり勉強してお金も大事にな！ お金は人生の左心室、友達が右心室な☆

主な動脈の名前

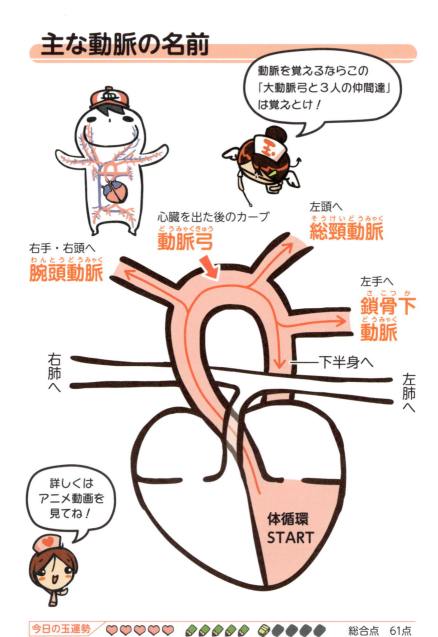

心電図の見方

 心音については
このアニメや！

心拍1回ごとに①〜④を繰り返す。

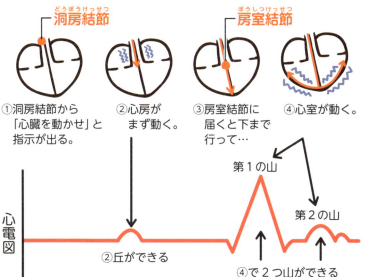

洞房結節 **房室結節**

① 洞房結節から「心臓を動かせ」と指示が出る。
② 心房がまず動く。
③ 房室結節に届くと下まで行って…
④ 心室が動く。

心電図

②丘ができる

第1の山
第2の山

④で2つ山ができる

3 血液循環

玉先生MEMO　心音などを聞く聴診器の豆知識

昔は患者の胸に、直接耳を当てて心音を聞いてたらしいんやけど、あるとき、若い巨乳の患者が来て医師がテレて耳を直接、その胸に当てれんかったから開発されてん！今では性能が上がりまくって、大声を出すと鼓膜が破れるとの都市伝説も流れている……
（けっこうマジ話なのかも!?）

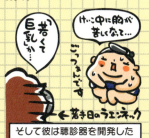

そして彼は聴診器を開発した

今日の玉運勢　 総合点　48点

金運MAX！ここで勉強すればそれが洞房結節の信号となり後から心室が動くように金が増えるぞ☆

Lesson 3

血管

大切さ ★
難しさ ★★★
ギャグ ★★

これまでさんざんやってきた血液を運ぶ道が血管な。でもその管もただの筒ってわけじゃないんやで！

血管の種類

動脈（どうみゃく）

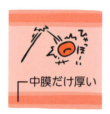

中膜だけ厚い

心臓から元気に送り出された血液が通るから丈夫!!

出血はヤバイ!!
動脈は出血すると勢いがスゴイからすぐ出血死する。それで体の奥を通ってるんや。

毛細血管（もうさいけっかん）

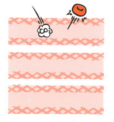

動脈から来た血液を体全体に送る。
気体や物質を配れるよう、血管の壁にはすき間があって通れるようになってる！

冷え性はズバリこの毛細血管が縮むから！

静脈（じょうみゃく）

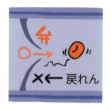

弁
戻れん

毛細血管から来た血液を心臓へ戻す。
心臓へ行くよう**弁**で**逆流**を防ぐ♪

流れが弱いからケガしても大丈夫♪
なのでケガしやすい体の表面はほぼ静脈。

今日の玉運勢   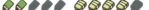 総合点 72点
恋愛運が最高♪ 恋愛運は血管なら動脈！ 動脈の血管のようにぶ厚い思いやりが大事やでヽ(｀∀´)ノ

動脈の名前

があるところは名称の後に「〜動脈」をつけるだけ！

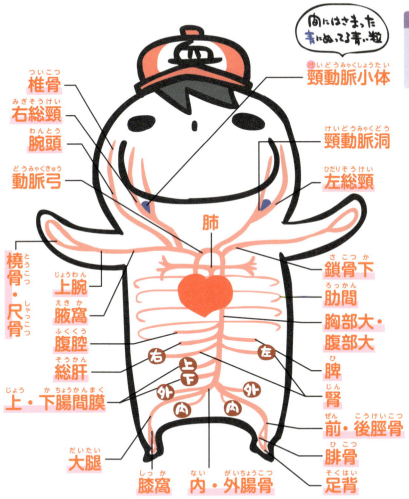

血管覚え歌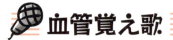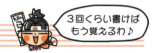

♪桃太郎さん桃太郎さん　　お腰につけたきび団子　　1つ私にくださいな

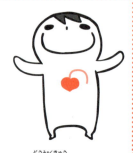
①動脈弓ありまして

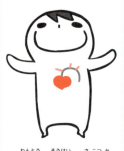
②腕頭▶総頸▶鎖骨下

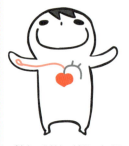
③腋窩▶上腕▶橈骨▶尺骨

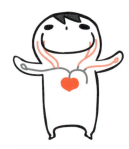
④椎骨▶総頸▶左も一緒

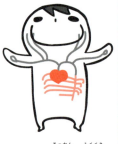
⑤下には肋間と腹腔

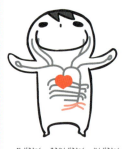
⑥脾動脈▶総肝動脈▶腎動脈

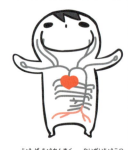
⑦上下腸間膜▶内外腸骨

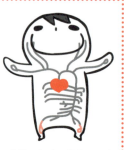
⑧大腿▶膝窩▶脛骨▶腓骨

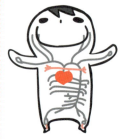
⑨足背と肺足したら完成や

今日の玉運勢　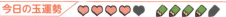　総合点　61点
恋愛運が高め♪ このページの歌をしっかり歌うほど歌もうまくなってカラオケも得意になるで!

玉先生 MEMO

血管の豆知識

Q. 1人分でも血管は
めっちゃ長い!?

A. 1人分 **10万km** !

毛細血管まで入れると
なんと総長10万km！
地球2周半もの長さの
血管が人の中に
入ってるのを
想像できるか？

Q. 毛細血管を通らん
血管がある!?

A. 吻合ってのがある！

動脈→毛細血管→静脈と
ならず動脈→静脈とか、
静脈をたどると別の動脈と
合流するってのもある。

Q. 責任のある大切な
動脈が存在する!?

A. 終動脈は超重要！

ある部位に行く毛細血管
全てに血液を送る動脈。
そこが詰まる
とその部位
は壊死する
しかない！

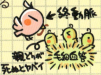

Q. 生物によっては
血が赤くない!?

A. イカとかは青い！

人の血液は鉄分で赤くなる
けど、イカやタコ、
クモ、カタツムリ、
あとダンゴ
ムシなんかは
銅を含んでる
ので青い血になるんや。

10分、歌って描こう！
歌に合わせて描いたら本当に
3〜5回で覚えるわよ。
※大きい図がP72にあるわ！

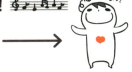

今日の玉運勢　　総合点　75点
金運が低め。。。てことはデートで金使いまくる日かな？ しっかりお金を貯めて恋人のために使え☆

静脈の特徴

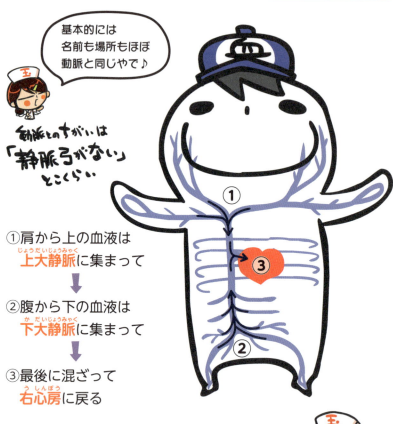

基本的には名前も場所もほぼ動脈と同じやで♪

動脈とのちがいは「静脈弓がない」とこくらい

① 肩から上の血液は **上大静脈** に集まって

② 腹から下の血液は **下大静脈** に集まって

③ 最後に混ざって **右心房** に戻る

どっちにも属さない **門脈** も忘れずに！
血管には、心臓から行く血管（動脈）と心臓へ帰る血管（静脈）以外に **寄り道する血管（門脈）** ってのがあるで☆（小腸と肝臓の間に！）

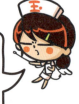

今日の玉運勢　 　総合点　86点
全体的にいいけど特に金運が最高♪ 門脈で栄養をためるように今日はおやつのお金はためろ！！

肝臓に寄り道する腸の血液

基本的に、血液は心臓から目的のところまで行って、寄り道せずに帰ってくるんやけど、小腸の血液は一部肝臓に寄り道して帰る。この寄り道が門脈や。たぶん小腸で集めた栄養が重たいから、肝臓に置いて軽くして帰るんや！

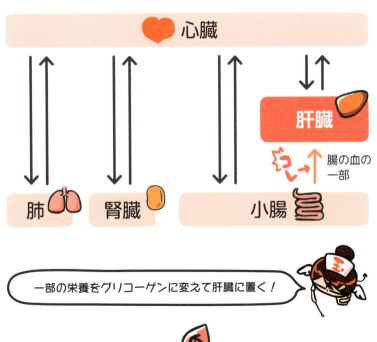

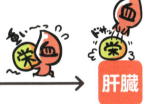

 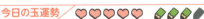 総合点 82点
勉強運が低めだからさくっとやりきったら今日は遊びに行ってこい♪ 何かいい出会いもあるかもな☆

Lesson 3
胎児循環

大切さ ★
難しさ ★★
ギャグ ★

今回は今までやった血管の胎児バージョンな！
胎児だけに大事やで♪ といいたいけど ②Pや。

酸素飽和度(ほうわ)

酸素飽和度とは血液に酸素がどれくらい
含まれているかどうかのことやで。
100に近いとめっちゃ含まれてるってことや！

── 臍動脈(さいどうみゃく)
── 臍静脈(さいじょうみゃく) → 血液の流れ

お母さんの酸素飽和度 **98%**

胎盤の酸素飽和度 **80%**

胎盤(たいばん)

赤ちゃんの酸素飽和度 **67%**

赤ちゃん

臍帯(さいたい)
要は臍の緒(へそのお)

臍静脈が赤ちゃんへ血を運ぶ
※動脈じゃないから注意でちゅ！

今日の玉運勢 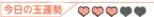   総合点 28点
金運が枯れてる。。。お母さんの酸素飽和度が赤ちゃんで減ってるようにどんどんお金も減る！注意！

赤ちゃんの心臓

赤ちゃんの心臓の２つのポイントをおさえよう。

①心房には卵円孔って穴が開いてて左右がつながってる

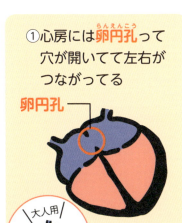

②大動脈弓と肺動脈が動脈管でつながってる

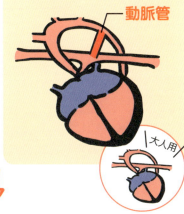

生まれて泣くと肺がふくれて①と②の両方が閉じる

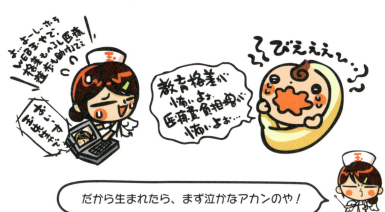

だから生まれたら、まず泣かなアカンのや！

今日の玉運勢　総合点　63点
勉強運がいいからしっかり勉強しろ！特に復習で卵円孔や動脈管が閉じるように弱点の穴を閉じろ！

Lesson 3
血圧

大切さ ★★
難しさ ★★
ギャグ ★★

 血圧いったら、見た目の次に調べやすくて体の様子がわかるナイスなやつ。

最大血圧と最小血圧

最大血圧……心臓が縮んで血液が押し出されるので血管を内から押す力が**強い**！

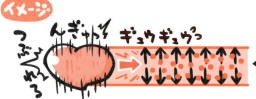

最小血圧……心臓がふくらんで血液が出てこないので血管を内から押す力が**弱い**！

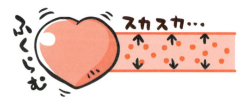
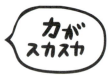

正常血圧　最大**130未満**、最小**85未満**

目安は、ま、こんなモンやろ。

今日の玉運勢　総合点　57点
恋愛と勉強運♪ お金を大事に、勉強と恋愛に打ち込め！ ラッキーナンバーは最大血圧120！

血圧を調べるしくみ

血圧は基本的に音で測定してるんやで！

血圧は

最大時：血管を押す力が強い
最小時：血管を押す力が弱い

それを利用して

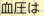

① どんどん空気を入れていって
ムリヤリ強い力で押さえると
血管は押しつぶされて
最大血圧でも押し返せん！

※**押しつぶされて無音**

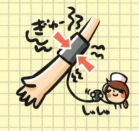

② 空気をだんだん抜いていくと
押さえる力も弱くなって
最大血圧は押し返し、
最小血圧は押し返せんので、
ドクンドクンって鳴る！

※**音の鳴り始めが最大**

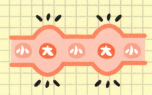

③ もっともっと空気を
抜いていくと、どんどん
押さえる力が弱っていって
最小血圧でも血管がつぶれなく
なるとドクンドクンしなくなる！

※**音が消えたときが最小**

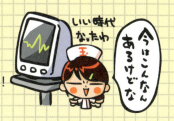

今日の玉運勢　 　総合点　47点
ボチボチ！ 血圧を測るとき、恋愛のドキドキと勘違いしないで！ 最低を超えると無音になるから…

血管の状態と血圧の関係

血管の状態によって血圧がどうなるかは決まるんや！
血圧がどうなるか決まる5つのポイントは、
電車の乗り心地が決まるポイントと同じなんやで！

血圧が決まる血管の5つのポイント 【血管】

❶ 心臓からの血液の多さ
心臓から送られる血が多いと血圧UP⬆

❷ 血管の広さ
血管が狭いと血圧UP⬆
血管が広いと血圧Down⬇

❸ 体中の血液量の多さ
体中の血液量が多いと血圧UP⬆
体中の血液量が少ないと血圧Down⬇

❹ 血液の濃さ
血液がどろどろしていると血圧UP⬆

❺ 血管の硬さ
血管がもろくて伸びないと血圧UP⬆

(例) 電車の乗り心地を決める5つのポイント 【電車】

① その電車に乗り込む人の多さ
その電車に乗り込んできた人が多いと混み合う

② 電車の広さ
電車が狭いと混み合う

③ 利用客の多さ
電車を使う人が多いと全体的に混み合う

④ 客のマナー
マナーの悪い人が多いと車内を移動しにくい

⑤ 電車の硬さ
電車が硬いと混んだらキツイ
（まぁ、普通は硬いけど…）

この5つが血圧の決め手

そのわりに思いっきり客を詰め込んで電車を高血圧にする原因の人

皆様、高血圧にはご注意下さい!!

今日の玉運勢		総合点 50点

金運がしょぼいぶん恋愛や勉強運は最高♪ みんなでどんどん復習するねんで！ 血圧よりも点数上げろ☆

血圧を正確に測るときの注意点

- トイレはすませ、飲食直後はひかえる

- リラックスした状態で測る

 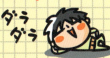 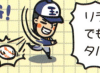

「リラックスのためでも風呂やタバコはNG！」

- 基本的には座って測る

- 測る場所を心臓と同じ高さにする
  巻くやつ（マンシェット）の幅も注意する（大人と子供で幅が違う！）

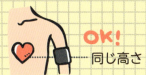 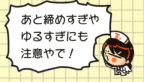

「あと締めすぎやゆるすぎにも注意やで！」

※それでも血圧の値はバラつくので、できれば1日数回測る

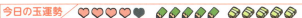   総合点 91点

めちゃめちゃ最高♪ 運気もアップだけど血圧も上げすぎないように(・ω・)

血圧の調節法

● **体液性調節**
普通は腎臓で水分量を調節して血圧を調節。

腰に手を当てたところにあるのが腎臓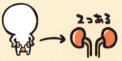

● **神経性調節**
圧受容器が血圧の異常を感じると、脳に伝わる。
脳の延髄が心臓に戻すよう指示して、心臓が調節する。

② **脳の延髄（心臓血管中枢）が**血圧を上げるよう指示　**指示**

① **圧受容器が**血圧異常を感知　**発見**

③ すると心臓が血圧を上げる　**反応**

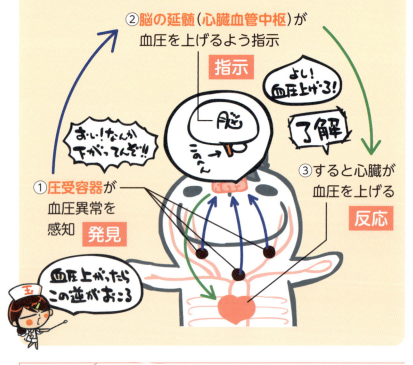

今日の玉運勢　総合点　0点
何にもいいことない…でも血圧が体液性調節で上下するように人生も上下する！ それを待て！！

《高血圧で起こる病気》

高血圧を放っておくと

⬇

動脈硬化(どうみゃくこうか)

血管が硬くなっていく

⬇

血管が破れたり詰まる

脳で破れたり、詰まると
脳卒中(のうそっちゅう)

心臓で詰まり気味だと
狭心症(きょうしんしょう)

完全に詰まって壊死(えし)すると
心筋梗塞(しんきんこうそく)

動脈硬化

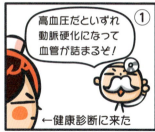
① 高血圧だといずれ動脈硬化になって血管が詰まるぞ！
←健康診断に来た

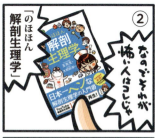
② 「のほほん解剖生理学」
なのでそれが怖い人はコレじゃ

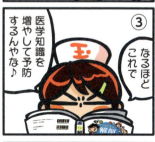
③ なるほどこれで医学知識を増やして予防するんやな♪

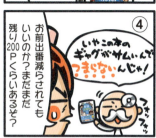
④ いやこの本のギャグがサムいんでつまらないんじゃ！
お前出番減らされてもいいのか？まだまだ残り200Pくらいあるぞ？

今日の玉運勢　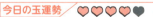 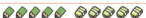　総合点　99点

もう最高やで♪ ラッキーアイテムは玉先生の解剖生理学！ 勉強してれば脳卒中も怖くない♪

Lesson 3
リンパ

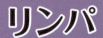

大切さ ★★
難しさ ★
ギャグ ★★★

リンパ管ってのは血管のように体中に広がってる管で、体内に入ってきたバイ菌を倒す場所になってるねん。

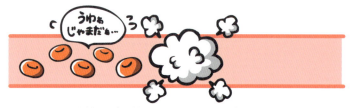

血管でバイ菌とケンカすると邪魔なので

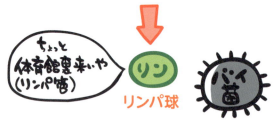

血管のように体中にあるリンパ管で退治する

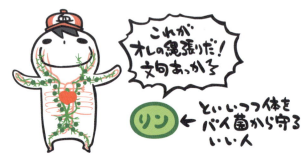

今日の玉運勢   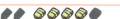 総合点 41点

勉強運はめちゃくちゃ…リンパ球も凹み気味(-"-) たまには勉強もお休みして甘い糖質でも食うか♪

リンパ管のポイント

> リンパ球をヤンキーと思うと楽♪

① 血管とは別に体中に
リンパ管が走っている。
※血管とは鎖骨の**静脈角**で合流

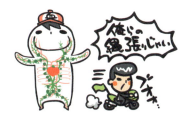

② 静脈同様、**弁**があって
逆流できない。

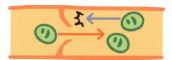

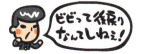

③ お腹に大きなたまり場の
乳糜槽がある。

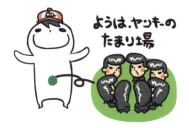

④ リンパ管の各所に
ケンカ場の
リンパ節がある。

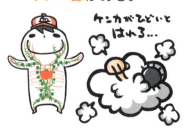

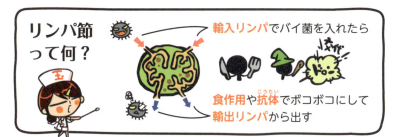

リンパ節って何？

輸入リンパでバイ菌を入れたら

食作用や**抗体**でボコボコにして
輸出リンパから出す

今日の玉運勢　♡♡♡♡♡　🍃🍃🍃🍃　💰💰●●●　総合点　70点

金運は悪いけど使わなきゃ問題ない最高の日♪ 乳糜槽みたいにたまり場に集まってみんなでワイワイしよう♪

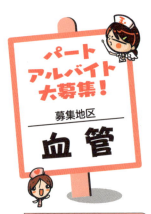

パート アルバイト 大募集！
募集地区
血 管

体中のどこでも募集してます

名　称	血漿
支給品等	運搬用の液体
必要資格	２t車運転免許
仕事内容	体中に酸素以外いろんなものをどんな場所にでも運搬する運送業です。

体中のどこでも募集してます

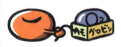

名　称	赤血球
支給品等	100日の中期採用
必要資格	ヘモグロビン
仕事内容	血漿が運べない酸素のみを体の細胞に運ぶ、現金輸送車の運転です。

体中のどこでも募集してます

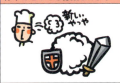

名　称	白血球
支給品等	１週間の短期採用
必要資格	武道有段者の方
仕事内容	体内へ侵入したバイ菌を攻撃する。１週間ごとに交換するのでまさにあの顔と同じ。

体中のどこでも募集してます

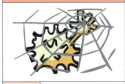

名　称	血小板
支給品等	１週間の短期採用
必要資格	漁師経験者優遇
仕事内容	出血したときに網を出し赤血球とかをせき止めて壁を作り血を止める仕事です。

主に国道が作業場です

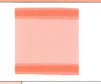

名　称	動脈
支給品等	ぶ厚い壁
必要資格	体が丈夫な方
仕事内容	強い血流に負けないようしっかりと道をガード！要はライブの誘導員です。

主に県道が作業場です

名　称	毛細血管
支給品等	薄い透ける壁
必要資格	スルースキル
仕事内容	血液を流しながら気体や栄養を通す。かなり細いので運転技術に自信のある方。

主に地下道が作業場です

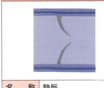

名　称	静脈
支給品等	薄いが透けない壁
必要資格	弁
仕事内容	流れが弱くなった血液を誘導する仕事です。血流は弱いので基本的に楽な誘導です。

主に地下道が作業場です

名　称	静脈の弁
支給品等	特になし
必要資格	簡単な仕事です
仕事内容	もし逆流する血液がいた場合ダメですよと止めて一方通行を守らせるだけです。

今日の玉運勢 ♥♥♥♥♠ 🍣🍣🍣🍣🍙 🍥🍥🍥🍥🍥　総合点　86点
全体的にそこそこいい日！ 軟口蓋や喉頭蓋で胃に誘導するように運をうまく誘導しろ (-∀-)ノ

食の都関西付近	都内心臓付近	都内心臓付近
名称：門脈	名称：三尖弁	名称：僧帽弁
支給品等：廃棄の弁当	支給品等：扉3枚	支給品等：扉2枚
必要資格：特殊運転免許	必要資格：体が丈夫な方	必要資格：体が丈夫な方
仕事内容：小腸で回収された栄養を運んで、肝臓で保存食に加工し必要に応じて配布する。	仕事内容：体中から心臓への血液を受け止めるため3枚扉。東名高速の料金所の仕事です。	仕事内容：肺から心臓への血液を受け止めるため2枚扉。首都高の料金所の仕事です。

3 血液循環

赤ちゃん駅終点	赤ちゃん駅始発	赤ちゃん駅始発
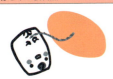		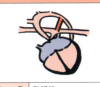
名称：胎盤	名称：卵円孔	名称：動脈管
支給品等：10ヶ月の期間限定	支給品等：10ヶ月の期間限定	支給品等：10ヶ月の期間限定
必要資格：保育士免許	必要資格：特になし	必要資格：特になし
仕事内容：赤ちゃんが生まれるまで10ヶ月間、赤ちゃんを守り育てる臨時の保育士です。	仕事内容：赤ちゃんが生まれるまで10ヶ月間、赤ちゃんの心臓にトンネルを作って遊びます。	仕事内容：赤ちゃんが生まれるまで10ヶ月間、赤ちゃんの血管にトンネルを作って遊びます。

全国各地の高速道路	全国各地の高速道路のSA	東名と首都高のつなぎ目
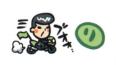		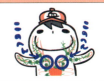
名称：リンパ球	名称：乳糜槽	名称：静脈角
支給品等：特になし	支給品等：特になし	支給品等：特になし
必要資格：武道有段者優遇	必要資格：協調性のある方	必要資格：特になし
仕事内容：体内に入ってきた異物をボコって健康を保つ警備の仕事です。白血球と連携もします。	仕事内容：みんなで集まって連携で異物をボコって、体内を健康に保つ仕事です。	仕事内容：リンパ液を自然な流れで血液と合流させる業務で日本でここだけなので少数です。

今日の玉運勢　 　総合点　39点
全体的に下降気味(-"-)復習が足りてへんからや！しっかりLesson3を復習しまくれ！！！

P56の血管覚え歌はもう完璧か？
頑張って暗記するんやで〜

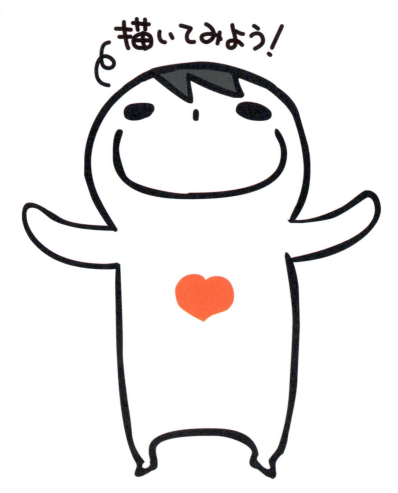

※コピーして何度も使ってな！

Lesson 4

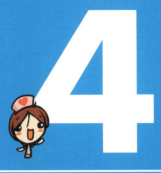

神 経

- 神経 …74
- 中枢神経 …78
- 末梢神経と自律神経 …82
- 体のリズム …88

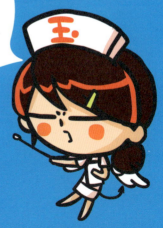

Lesson 4
神経

大切さ ★★
難しさ ★★★
ギャグ ★★

ここでは神経の基本をやるで。
外の様子を感じて脳で考え、筋肉に指示を伝える。
そこを見ていくで。

神経の種類

神経は職人で、自分の持つ1つの仕事しか絶対せえへん！

皮膚で感じた情報を 脳に伝えるだけ	その情報で 指示を考えるだけ	中枢神経の指示を 筋肉に伝えるだけ
感覚神経（かんかくしんけい）	**中枢神経**（ちゅうすうしんけい）	**運動神経**（うんどうしんけい）

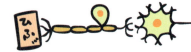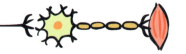

そのため、考えることしかできん中枢神経を
サポートする**グリア細胞（神経膠細胞）**の4人衆がいる

メイド	ボディーガード	執事	料理人
おそうじ	血液脳関門	髄鞘で包む	脳脊髄液
小膠（しょうこう） 細胞	**星状膠**（せいじょうこう） 細胞	**希突起膠**（きとっきこう） 細胞	**上衣**（じょうい） 細胞

今日の玉運勢　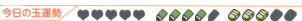　総合点　49点
ギリギリで50点にならない何か1つだけ普通より悪い日！ 恋愛運ないしケンカかな？ みんな仲よくな☆

神経からの指示の伝わり方

神経での情報の伝わり方は大きく分けてこの2つだけや！

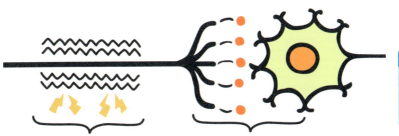

神経は**電気的**！　　　　神経と神経の間は**物質**

神経は電気的に伝わる**伝導**！
しかも感覚神経や運動神経は伝えるだけなので、少しでも早く伝わるよう**髄鞘**って鞘の高速ウィンナーがついてる（P24)。
でも中枢神経は、じっくり考えて一番いい指示を出せるように、髄鞘がなくて、伝わるのがゆっくりなんや☆

神経と神経の間は物質の**伝達**！
神経間には**シナプス(すき間)**があって、電線が切れた状態と同じで電気が通らんので、物質を投げて伝える。確実に伝えるためか投げる側も受ける側もどっちもめっちゃ手が多い☆

ぴょんぴょん**跳躍伝導**

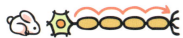

たくさんあるとどれか伝わる

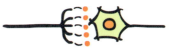

髄鞘がないとゆっくり

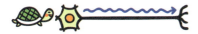

1個しかないと伝わるか不確実

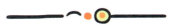

今日の玉運勢　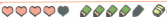　総合点　62点
恋愛も勉強もいい感じ♪ 結果も出るぞ！ でも人生は跳躍伝導じゃないんだからあわてず確実に☆

緊急時の神経の働き

神経は普通のときは脳に伝えて、そこから行動するよう指示を出すんやけど、
中枢神経は脊髄と脳の2段構えになってて、
ヤバイとき（命の危険があるときとか）は脳に伝える前に**脊髄**で指示を出す！

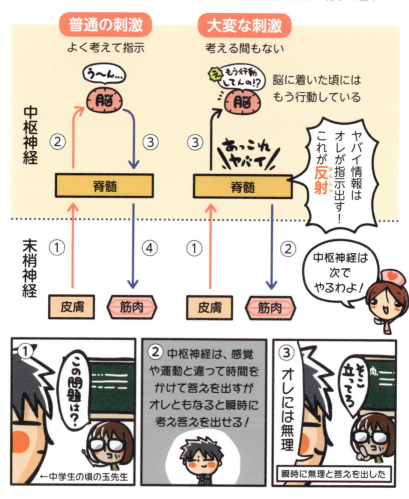

反射のしくみ

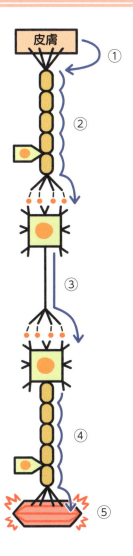

①皮膚で感じたことを**感覚神経**がキャッチ！

②情報が感覚神経を**電気**で伝わったら（**跳躍伝導**）、脊髄に物質で**伝達**！

③受けた情報からすぐ指示を**運動神経**に物質で**伝達**！考えて動くときはここがめっちゃ複雑でいくつもの神経が協力して伝達する

④指示が運動神経を電気で伝わったら（**跳躍伝導**）、筋肉に物質で**伝達**！

⑤筋肉が縮む

4 神経

今日の玉運勢 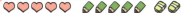 総合点 75点
金運に目をつぶれば最高の日♪ いらん買い物しなければこんなにいい日はないぞ！

Lesson 4
中枢神経

大切さ ★★★
難しさ ★★
ギャグ ★★

ここでは脳の中枢神経について
特に詳しく見ていくで！
あと脊髄についてもちょっとやるからな。

中枢神経とは

中枢神経は人が考えて指示を出したり、体が寝てても問題が起きないように、きちんと管理してくれるところで、脳と脊髄でできてるんや☆

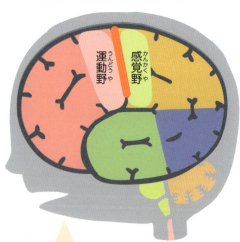

脳は表面で考えるので、少しでもよく考えられるようにシワをつけて表面積をUPさせてる

運動野
感覚野

ほら、灰色のところが増えてるやろ♪

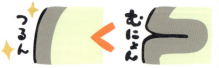

つるん　＜　むにゅん

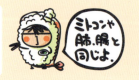

ミトコンや肺、腸と同じよ．

今日の玉運勢　♡♡♡♡♡　🥒🥒🥒🥒🥒　🪙🪙🪙🪙🪙　総合点　82点
勉強運が低い！髄膜のように予習・授業・復習の3段階でしっかり力をつけよう♪　まずはLesson4の予習な☆

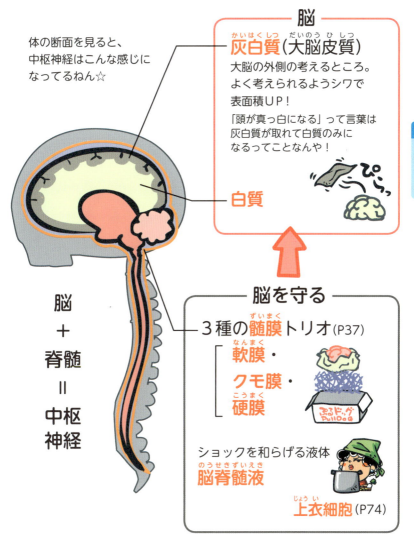

体の断面を見ると、中枢神経はこんな感じになってるねん☆

脳

灰白質(大脳皮質)

大脳の外側の考えるところ。よく考えられるようシワで表面積UP！

「頭が真っ白になる」って言葉は灰白質が取れて白質のみになるってことなんや！

白質

脳 + 脊髄 = 中枢神経

脳を守る

3種の髄膜トリオ(P37)

- 軟膜・
- クモ膜・
- 硬膜

ショックを和らげる液体
脳脊髄液

上衣細胞(P74)

今日の玉運勢　 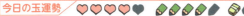 　総合点　51点

今日は他は平均以上なのに金運だけ低い！ そやから髄膜トリオのように財布を守れ☆

脳の中身

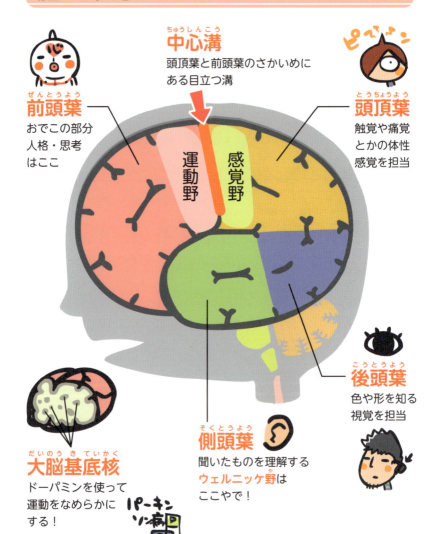

中心溝（ちゅうしんこう）
頭頂葉と前頭葉のさかいめにある目立つ溝

前頭葉（ぜんとうよう）
おでこの部分
人格・思考はここ

頭頂葉（とうちょうよう）
触覚や痛覚とかの体性感覚を担当

運動野
感覚野

後頭葉（こうとうよう）
色や形を知る視覚を担当

側頭葉（そくとうよう）
聞いたものを理解する
ウェルニッケ野はここやで！

大脳基底核（だいのうきていかく）
ドーパミンを使って運動をなめらかにする！
パーキンソン病

今日の玉運勢 ♥♥♥♥♡ ✐●●●● ●●●●● 総合点 34点
恋愛運がええで！ 脳みそで考える恋愛もええけど、たまには気持ちに素直になるのもええやろ☆

80

脳幹は中脳・橋・延髄の3つに分けられる。
間脳は水分・体温や摂食をコントロールして
ホメオスタシスを支えるんや！
ホメオスタシスは体の異常事態に気づいて、
元の安定した状態に戻して維持しようと
する働きのことな☆

サーカディアンリズム(P88)

メラトニン

4 神経

間脳

ポケット
ホメオスタシス
水分
体温
摂食
ししょう

脳幹
中脳
視覚・聴覚反射

橋
呼吸中枢

延髄
循環中枢

小脳
大脳の後ろ
運動に影響し、
平衡(バランス)を
調節する機能を持つで！

脊髄

今日の玉運勢　総合点　86点
いいのは金運な♪ 反射のように時には衝動買いも悪くないかも！今日は脊髄で買い物だな☆

Lesson 4
末梢神経と自律神経

大切さ ★★
難しさ ★★★
ギャグ ★★

脳の中枢神経は、末梢神経とか自律神経につながっているからここではそれをやるで。

脳と神経の関係

顔は脳から近いので、脳から直接たくさんの神経が延びてるんや☆
※他の神経は脊髄にいったん集合してからそれぞれの場所に延びていて、形は火消しのアレとか、赤ちゃんのアレとか、煮ダコっぽい。

顔とか近いとこへの神経

体中への神経

時代劇で火事のとき出るアレ！
振ることで仲間のやる気が10%UP
（当社比）

赤ちゃんが生まれたときベッドの上に吊るす！
生まれたての赤ちゃんの視力は0.02だけどな

小さいタコは面倒なんで甘く煮て爪楊枝差せ！
砂糖・醤油・みりんを1：1：1ずつで混ぜて料理酒で倍に薄めると誰でも絶対失敗せん煮汁ができるで♪

今日の玉運勢   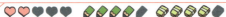 総合点 63点

勉強運と金運がいい日なんだからしっかり勉強して後々稼ぎな！でもあくまで資格は人の役に立てろ！

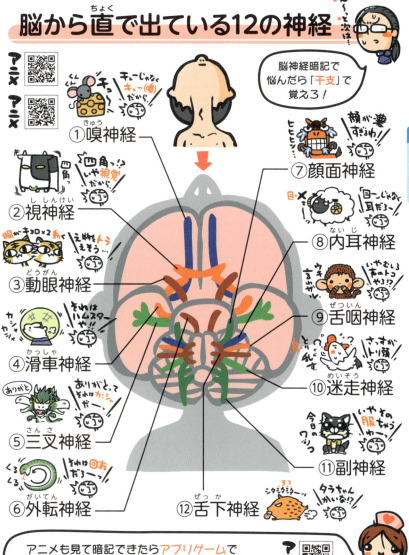

脳から出ているその他の神経

顔へは脳から直に神経が出てるけど、他はいったん脊髄に集まってそこからそれぞれ体中に延びている。ほんで脊髄のどこを出たかでどこに行くか、どこを担当するかが決まる！これが皮膚分節や。
※要は脊髄は高速道路な。どこのIC（インターチェンジ）で降りたかで行き先が決まる！

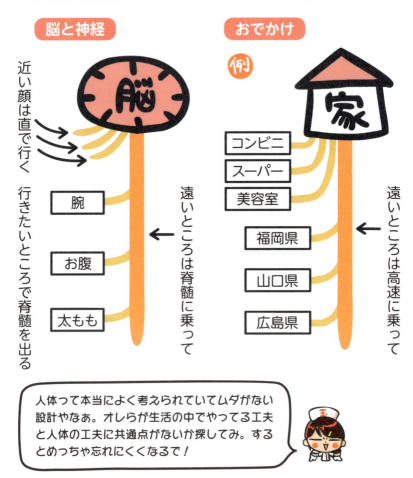

人体って本当によく考えられていてムダがない設計やなぁ。オレらが生活の中でやってる工夫と人体の工夫に共通点がないか探してみ。するとめっちゃ忘れにくくなるで！

今日の玉運勢　総合点 17点
どれもよくない！どっか行くときは脊髄みたいにみんなで集まって行きな☆

皮膚分節

ほな担当してるところを見てみるか！同じ県でも高速の出口がいくつかあるように、同じ皮膚のところでもいくつか神経の出口があるんや。

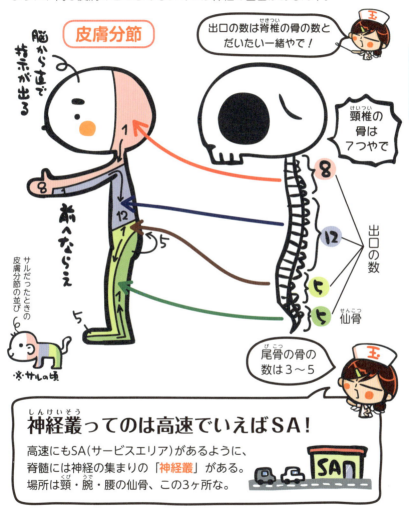

神経叢ってのは高速でいえばSA！

高速にもSA（サービスエリア）があるように、脊髄には神経の集まりの「神経叢」がある。場所は頸・腕・腰の仙骨、この3ヶ所な。

今日の玉運勢　総合点　56点
勉強運が高い！勉強しっかりな☆いつか仕事場でお前の皮膚分節を任せられる日までな♪

末梢神経の種類

末梢神経には、体の一部に指示を出す**体性神経**と
体中に指示を出す**自律神経**がある。

体性神経

体外の様子で、どう動くか
脳から筋肉に指示する神経

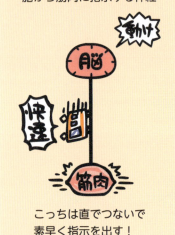

こっちは直でつないで
素早く指示を出す！

自律神経

交感神経や**副交感神経**は
体中を元気にしたり
ゆったりさせる神経

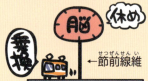

こっちは途中で自律神経が
中継していてゆっくり！

📖 自律神経の覚え方

体中をリラックスさせるって指示では、**副交感神経**が働いて
アセチルコリンってホルモンが出てリラックスする♪

（ひと休みさせる）
覚え方は、ひと休みするなら
汗が散るから服交換
（アセチルコリン）　（副交感神経）

今日の玉運勢　♥♥♥♥♡　　　　　　　総合点　91点
最高にいい日！自律神経のように回り道じゃなく、体性神経のように直球で攻めろ！！

自律神経

体の一部ではなく、全体を元気にしたり体中を休ませたいときは
体中を整える自律神経を使う。そのときは、脳から直接
指示することもあれば、自律神経節を通して指示することもある！

放送室

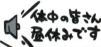

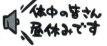
自律神経節
各教室のスピーカー

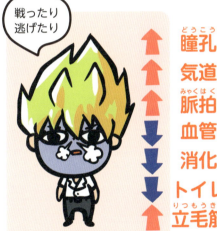

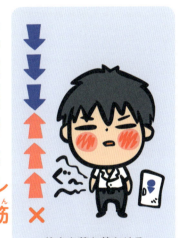

瞳孔（どうこう）
気道
脈拍（みゃくはく）
血管
消化
トイレ
立毛筋（りつもうきん）

体中を元気にする
交感神経

出るホルモン
**ノルアドレナリン
（アドレナリン）**

体中を落ち着かせる
副交感神経

出るホルモン
アセチルコリン

今日の玉運勢　 　総合点　0点
どれも最悪。交感神経みたいに何かが上がれば何かが下がるなんてこともなく最悪。。。ドンマイ！

Lesson 4
体のリズム

大切さ ★
難しさ ★
ギャグ ★

体は生活リズムに合わせていろんなホルモンを出す。
それが作るリズムがサーカディアンリズムや。

サーカディアンリズムとは

おサルやった頃から人は、主に太陽が出ている時間に起きて働く！
だから体も基本は太陽に当たると目覚めるスイッチが入って
いろんなホルモンが出る☆ ほんでも逆に寝るときは睡眠ホルモンの
メラトニンだけが出まくって体も休む（体力温存）。

夜は1つだけ。
メラトニンのソロ。
しんみりと…

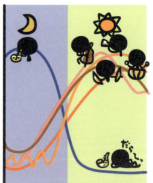

昼はいろんな
ホルモン達が
アンサンブル。
ワイワイと♪

メラトニン

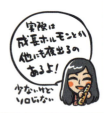

剣の達人はただの高齢化!?

マンガとかで、よく剣の達人が夜中寝てるときに襲
うと、目を醒まして「甘いわ」とかなって失敗する
んは、年とって眠りが浅くなったから不審者に気づきやすいだけかも!?

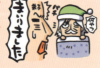

今日の玉運勢　♥♥♥♥♥　💴💴💴💴💴　🍣🍣🍣🍣🍣　総合点　150点
すっさまじく最高の日♪ 人類最高の運勢やからみんなと遊んで、みんなにこの幸運を振りまけ☆

睡眠中の体内リズム

寝るリズムは主にレム睡眠とノンレム睡眠のくり返しで
レム＋ノンレム各1回で約90分や。睡眠はだんだん浅くなっていく。

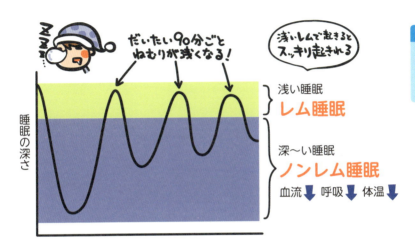

ちなみにスッキリ起きたいなら
90分ごとに来るレム睡眠のときに起きよう♪
オススメは、
　　軽い睡眠：15分（深くなる前）
　　試験前：4時間半（3回）
　　通常：6時間（4回）

今日の玉運勢　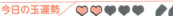　　　　総合点　41点
勉強運がさっぱりだから恋愛運と金運でカバーや！ 運気の浅くなるレムの時間帯に注意☆

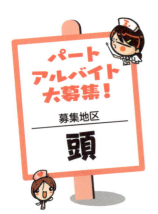

パートアルバイト大募集！

募集地区
頭

首都駅まで

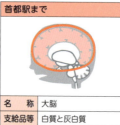

名　称	大脳
支給品等	白質と灰白質
必要資格	偏差値70以上
仕事内容	とにかく考えて指示する政治家の仕事。パートと同じく雇用は保障されません。

首都駅前降りてすぐ

名　称	間脳
支給品等	大人の小説
必要資格	ホメオスタシス
仕事内容	体が生きていくのに絶対必要なものを、問題なく動かす市役所の臨時職員です。

首都駅の1駅手前で降りる

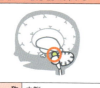

名　称	中脳
支給品等	特になし
必要資格	視力1.2以上
仕事内容	光や音などの情報を調べ人体がどう動くか考える判断材料を集める調査員です。

首都駅手前で降り電車で1駅

名　称	小脳
支給品等	特になし
必要資格	体育の教員免許
仕事内容	体を動かすときのサポートをする体育講師の仕事になります。

首都駅の2駅手前で降りる

名　称	橋
支給品等	CO_2濃度0.035%
必要資格	特になし
仕事内容	CO_2の量を調べるなど呼吸器官に関する環境の調査員です。

首都駅の3駅手前で降りる

名　称	延髄
支給品等	特になし
必要資格	循環中枢、リズム感
仕事内容	心臓などを一定のリズムで動かすドラマーです。リズム感のない玉先生には無理です。

首都駅の4駅手前で降りる

名　称	脊髄
支給品等	特になし
必要資格	小学校教員免許
仕事内容	いろんな神経を束ねてて体のそれぞれの部分に神経を送る小学校の臨時講師です。

国道付近

名　称	髄膜
支給品等	3種類の膜
必要資格	格闘技有段者
仕事内容	脳や脊髄などが、ケガをしないように国道沿いで守るボディーガードです。

今日の玉運勢 ♥♥●●●   　総合点　35点

低い勉強運！大脳が同じ大きさで表面積を広げるみたいに、同じ時間でたくさんやれるよう効率的に！

WEB玉新聞

発行者 WEB玉塾 玉先生

あのせりふは科学的!? 脳は「なれる」

子供の頃にいわれたセリフは本当「あなたは何にでもなれるのよ♪」

子供の頃は、みんなよく「何にでもなれるのよ」といわれて育ったんではないだろうか？でもそれは実は科学的に本当だったのだ。

例えば読者の中にも辛いもの好きの人がいるだろう。辛さは感覚で辛いものほど痛みとして脳に信号が送られるのだが食べ続けてるとだんだん同じ辛さでは物足りなくなる。それは痛くないのではなく、痛みに脳がなれて痛いと感じなくなるのだ。こうやって脳は、どんな刺激でもずっと続くと基本的になれる。

金持ちでも毎日ぜいたくな暮らしをしてると感動が薄れるのもそのためだ。人は誰でも「なれる」。だから挑戦し新しいものにぶつかる人生がおもしろいのである。

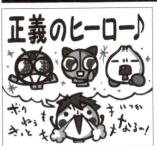

正義のヒーロー♪

脳みそは「忘れる」から復習が大切じゃ

脳は毎日、どんどんいろんな情報が入ってくるがほとんどが生きてく上でいらん情報じゃ。だからどんどん忘れるのじゃ。つまり脳みその構造上復習せずに覚え続ける人間はおらんから日々くり返して復習していかねばならんのじゃ。

脳は手のひらサイズ

人の脳は宇宙の神秘や人体の謎をどんどん解明する割に実は大きさは手のひらに載る程度。俺らはその中で、すべてを感じ生きてる。つまり脳の中で生きてるということや。

脳が何も感じなければ世界にその情報はないのと同じだし、もしかすると、読者が生きてるこの世界も脳が勝手に作ってるだけの世界かもしれない。

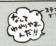

WEB玉塾のほほん **解剖生理学**

看護の免許も何もない玉先生が自分がわかるように作ったから素人のみんなでもきっとわかる！一緒に解剖生理学勉強しよね♪

今日の玉運勢　総合点 57点

恋愛運がよさげ！でも運がよくても動かなければ意味はない(・ω・) 資格も一緒で使ってなんぼよ！

ちゃんと復習すれば
忘れにくさ10倍やで！

Lesson 5

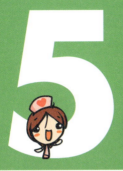

感覚器

感覚器・視覚　…94
音の感覚器　…100
他の感覚器　…104
JCS　…108

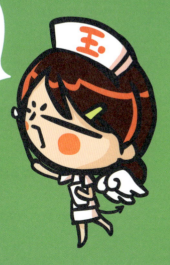

Lesson 5
感覚器・視覚

大切さ ★★★
難しさ ★
ギャグ ★★

外の情報は目・耳・鼻・舌・皮膚の五感で感じるねん。特に視覚の情報は全体の80%や。

5つの感覚器官とは

外からの刺激をキャッチするのが5つの感覚器官で、
その器官がそれぞれ担当する刺激を**適合刺激**いうねん！
刺激が脳へ届くとオレらは刺激として認識できるというわけや☆

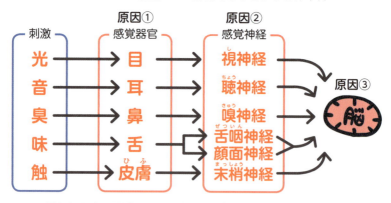

だからうまく認識できない（例：目が見えない）ときって
感覚器官のせい（原因①）、感覚神経のせい（原因②）、
脳のせい（原因③）の3パターンの原因が考えられるんや！

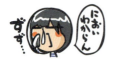
鼻づまり（原因①）

脊髄損傷（原因②）

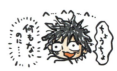
麻薬（原因③）

今日の玉運勢　♥♥♥♥♥　🍀🍀🍀　🍙🍙●●●　　総合点 80点
恋愛と勉強に特化！金運が悪くても適合刺激みたいに自分に合うものには使うほうが吉☆

《認識のミスパターン》

刺激の認識ミスの症状は4パターンに分けられる！
順応・錯覚・幻覚・侵害刺激な。
ちょっとわかりづらいかもしれへんけど、たとえば順応は暗い部屋に
慣れてだんだんものが見えてくるとかだから、経験あるはずやで♪

刺激にだんだん慣れて感じにくくなる

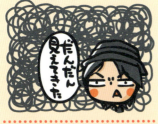

順応

刺激を別のものと間違えて感じる

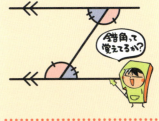

錯覚

受けてないはずの刺激を感じる

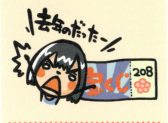

幻覚

刺激が強すぎて組織が傷つく刺激

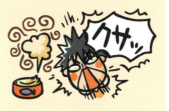

侵害刺激

今日の玉運勢　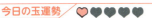   　総合点　22点
運は悪いけど気にせず過ごしてたら順応できるで！ 恋愛は相手の思わせぶりな態度に幻覚を覚えないこと！

光を調べるしくみ

目が見えるのはこの流れが完璧に行われるからや！

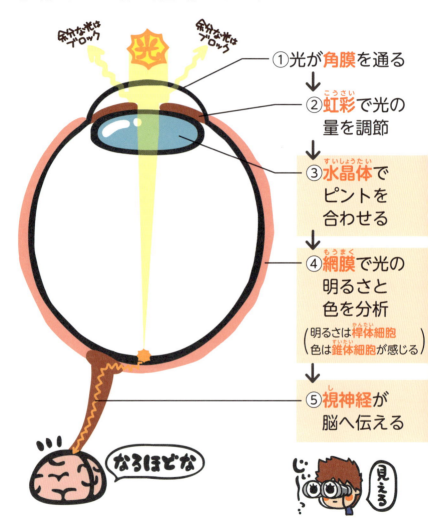

①光が角膜を通る

②虹彩で光の量を調節

③水晶体でピントを合わせる

④網膜で光の明るさと色を分析
(明るさは桿体細胞
色は錐体細胞が感じる)

⑤視神経が脳へ伝える

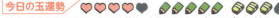

結構いい日♪ 山カンでやったテスト勉強も水晶体のようにバッチリピントが合う！

総合点 75点

角膜は移植しやすい

角膜は光の入り口なんで、少しでも入りやすいよう血管が少ない！
(それオレの目ちゃうで！ってつっ込む見張りの免疫細胞が少ない)
そのため拒絶反応が少ないんで移植もやりやすい♪

《目の病気》

【原因】	【病名】
➡ 水晶体が濁って光が通らない	白内障
➡ 水晶体が年でピントが合わない	老眼
剥がれたところは全く見えなくなる！ ➡ 光を受ける網膜が剥がれる	網膜剥離
➡ 赤と緑の区別がつかない	色覚異常
➡ 眼圧にじゃまされて 視神経がだんだんダメになる	緑内障

5 感覚器

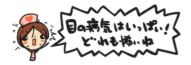

目の病気はいっぱい！どれも怖いね

今日の玉運勢 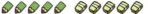 総合点 98点

最高の運気♪ 運のない子に幸せを分けてあげてな☆ 幸運の1人占めは緑内で障 (よくないでしょう)。

目を守る器官

目を守るために目のまわりにある2つの器官はトイレと似ている。

 便器を守る
便座カバー

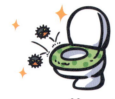

＝

目を守る
瞼
まぶた

 便器をキレイに
水で洗浄

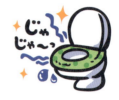

＝

目をキレイに
涙

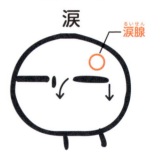

涙腺
るいせん

瞼は目に何か入ってくると閉じる
眼瞼反射
がんけんはんしゃ

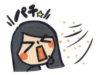

ほこり　　　　　光

涙腺から水(涙)が出ると
① 目からあふれる。
② 鼻涙管を通って
びるいかん
　鼻からあふれる。

※鼻を通るとき、
成分が混じって
トロみがつくだけで、
なんと涙と鼻水は
同じもの。

| 今日の玉運勢 | ♥♥♥♥♥ | 🥒🥒🥒🥒🥒 | 💰💰●●● | 総合点 79点 |

恋愛も勉強もいい！目を守る器官と同じでこの2つの運勢で今日は乗り切れヽ(*`Д´*)ノ

玉先生MEMO

盲点とは

人間には見えているようで見えていない点がある。それが**盲点**や。本当は見えていないのに、もう一方の目や、脳が予想して画像の抜けを埋めてくれるので気づかない！

《本当の右目の視界》　　　　**盲点**

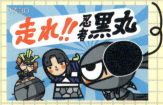

《実際感じる右目の視界》

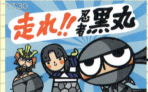

左目や脳が埋める

盲点の場所

網膜は光の情報を調べる。
視神経が通るところは
網膜が
ないので
その部分が
盲点になる
んや☆

ここだけ
網膜じゃない

視神経　　網膜

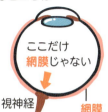

目が便器なら

① 眼がトイレなら瞼が便座カバーで流す水が涙な

ふむふむ

② つまり眼に入ってくる光という情報はトイレに入ってくる

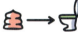

③ ウンコということになる…光＝ウンコ、つまり輝くウンコだ

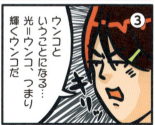

④ そしてオレらは光に80％の情報を依存しているので輝くウンコがオレらの80％を…

消えてください

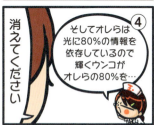

5 感覚器

今日の玉運勢   　総合点　57点

よくも悪くもない感じ！ でも気を抜いてると盲点をつかれることも！！ 気を抜くなよ(・ω・)ノ

99

Lesson 5

音の感覚器

大切さ ★★
難しさ ★★
ギャグ ★

さぁ次は聴覚、つまり耳やで！ ほんでも耳は音だけじゃなくバランスも調べてるねん。

耳のしくみ

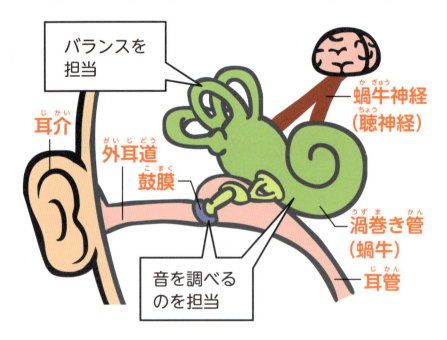

全体的に低め。。。こんな日はどうせ自分は悪いんだからみんなの勉強助けて周りを幸運にしろ☆

総合点 43点

傾きなどを感じるしくみ

バランスは耳の奥にあるカタツムリで感じる。

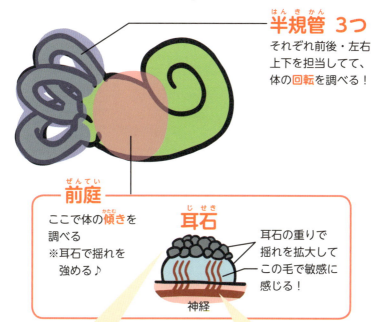

半規管 3つ
それぞれ前後・左右上下を担当してて、体の回転を調べる！

前庭
ここで体の傾きを調べる
※耳石で揺れを強める♪

耳石
耳石の重りで揺れを拡大して この毛で敏感に感じる！
神経

先の重りで揺れが強まる

たとえば頭に重りを載せると揺れが大きくなるやろ？

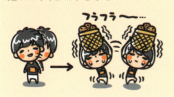

毛はテコの原理が働く

毛は柔らかめの棒みたいなもん☆

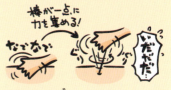

※皮膚の毛剃ると感覚変わるで♪

今日の玉運勢 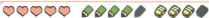 総合点 71点
イマイチバランスよくない日☆ 半規管や前庭でうまいことバランス取っていけばもっとよくなる！

音を調べるしくみ

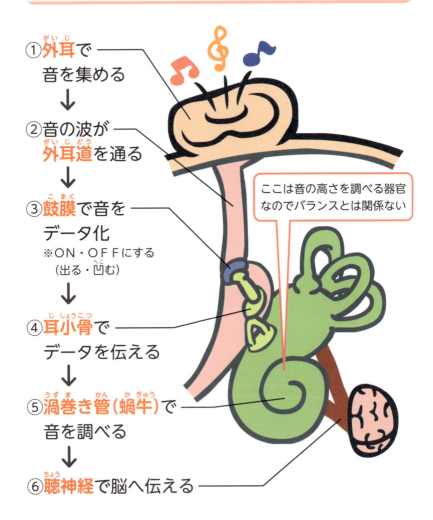

① **外耳**で音を集める
↓
② 音の波が**外耳道**を通る
↓
③ **鼓膜**で音をデータ化
※ON・OFFにする
（出る・凹む）
↓
④ **耳小骨**でデータを伝える
↓
⑤ **渦巻き管（蝸牛）**で音を調べる
↓
⑥ **聴神経**で脳へ伝える

ここは音の高さを調べる器官なのでバランスとは関係ない

今日の玉運勢　総合点　99点
いい運勢が流れ込んでる日♪ 鼓膜のように小さい音でも感じてわずかなチャンスも逃すな(☆∀☆)b

《耳の病気》

うまく聞こえない場合など、耳の問題点を紹介するで！
上の2つは微妙なまぎらわしい病名なんで注意な。

伝音性難聴
音を伝えるのが難しい

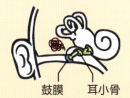

鼓膜　耳小骨

原因：鼓膜や耳小骨など

感音性難聴
音を感じるのが難しい

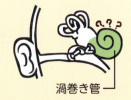

渦巻き管

原因：渦巻き管のところなど

中耳炎
中耳の中の炎症

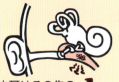

中耳はその先の
鼻まで続いている

原因：中耳のところ

めまい
耳石とかの障害でバランスが
崩れてしまってちゃんと
立てなくなったりする

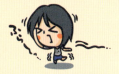

原因：耳石のところ

鼻は目（涙腺）だけじゃなく
耳（中耳）ともつながって
るんですね☆

耳はバイ菌が入らんよう
中を酸性にしてるねん！
だから耳アカも酸性なんや！
耳アカには殺菌作用を持つ
リゾチームって酵素があるんやで。

今日の玉運勢　　　　　　　　　　　　　　　　総合点　50点
金運が悪い！ 感音性難聴のように稼げないか伝音性難聴のように使うのが下手なのかはお前次第☆

Lesson 5
他の感覚器

大切さ ★
難しさ ★
ギャグ ★

ここでやるんは残りの感覚器。
嗅覚・味覚・触覚な！
3つまとめてるだけあって、ここはさっくりやるで。

においを感じるしくみ

嗅索で
脳に伝える
↑
僧帽細胞が
それをキャッチ。
その後奥の嗅索へ
↑
嗅糸球で渡す
↑
嗅細胞でにおいを
キャッチ

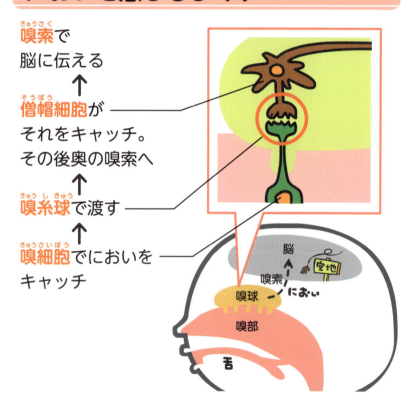

| 今日の玉運勢 | 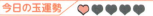 | 総合点 12点 |

どれもよくない！ でも勉強だけは自分で結果を出せる♪ 今日はこのLessonをしっかり復習しときな(・ω・)ノ

舌で味を感じる場所

味蕾（みらい） 舌の上のつぶつぶで味を感じたら神経で脳に伝える！

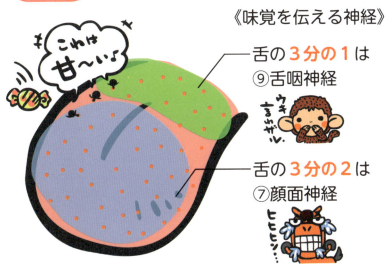

《味覚を伝える神経》

舌の **3分の1** は
⑨舌咽神経

舌の **3分の2** は
⑦顔面神経

玉先生MEMO 味覚の国試ポイント

①味覚は全部で **5味**！
- 甘味
- 塩味
- 苦味
- 酸味
- 旨味

辛さは痛覚なんで味とは違う刺激やで！

②味蕾はそれぞれの味担当がいるわけではなくて1つぶで5味全部感じる！

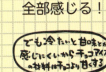
でも冷たいと甘味とか感じにくいからチョコアイスの材料はチョコより甘くする

5 感覚器

今日の玉運勢　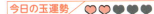　総合点 34点
今日の運勢はそんなにいい日じゃないけど美味しいもんたくさん食べて味蕾で甘味も酸味も何でも味わえ♪

皮膚で感じる感覚

皮膚感覚

触(しょっ)覚
圧(あっ)覚
温(おん)覚 ⎫
冷(れい)覚 ⎭ 10〜45℃
痛(つう)覚

10〜45℃以外の刺激は実は痛覚で痛みとして感じる

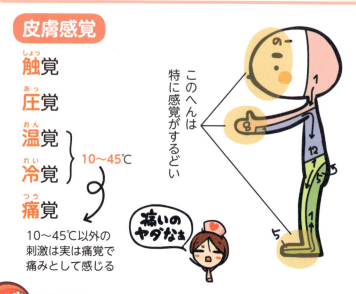

玉先生MEMO 痛みは命を守るシステム

痛いのは嫌かもしれんけど「痛み＝キケンなコト」を知らせてくれる。
あえて痛みで嫌な思いをさせて、そこから逃げ出させたり、
同じことをしたくなくなるようにするんや！

《でも命の危険を感じてるときは…》　　　《痛みがわからないと…》
βエンドルフィン(ベータ)　　　　　　**無痛症(むつうしょう)**

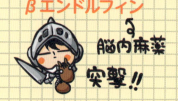

脳内麻薬　突撃!!

痛みを完全無視！　　　　　　　　　痛くないからムチャしちゃう！

今日の玉運勢　♡♡♡♡♡　　　　　　　　　総合点　69点
恋愛MAX！五感で思いっきり愛を感じろ♪ 冷たすぎる態度は痛みになるからほどほどに(-∀-)ノ

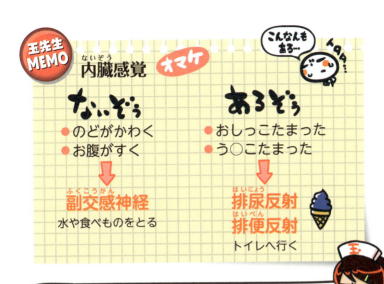

> Q. 有名人のオーラとかを感じるのは第6感!?
> A. 違うで！オーラは他人が作るんや。

オーラは光とかみたいに、その人から何か出てるのを感じるんやない！その人が人前に出たときに「周りの人がびびったり静かになる」とかをオーラっていうねんで！だから、その人を知らない人はまず感じることはないんや。日本の有名人が海外でオーラを感じさせないとかがいい例(それを狙って海外で休む有名人も多いんや)。

知ってる人が「いつもと違う行動してる」と、たまにオーラと感じたりする☆

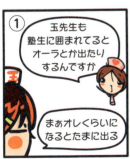
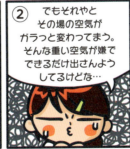
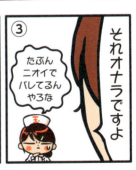

今日の玉運勢　　総合点　2点
何もいいことねぇな。。。でも内臓感覚だってないぞうなのにあるんだからこんな日もある！大丈夫♪

Lesson 5
Japan Coma Scale (JCS)

大切さ ★★
難しさ ★
ギャグ ★★

今まで五感についてやってきたけど、それが失われたときに起きるのが意識障害なんやで。この「JCS」はその程度を表すんやで。

JCSとは

JCSは日本で使われている意識障害の深度（意識レベル）を表すスコアのこと。ちなみに「coma」って英語で「昏睡」の意味な。

目の開いてないお姫様が王子様のキス（少しの衝撃）で目が開く場合
JCS20　20. 刺激で目が開く

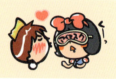

1 目が開いている（JCS1ケタ）

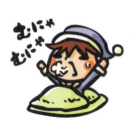
1. ボケてる

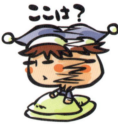
2. どこかわからない

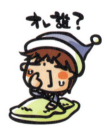
3. 自分がわからない

目が開いていても昏睡していることもあるので正確には覚醒って言葉を使うで！

今日の玉運勢　 　総合点　29点

赤点だな！たぶん朝も寝坊したろ？刺激でも起きないんだからJCSは3ケタ確定だな（笑）

2 刺激を与えると目が開く（JCS2ケタ）

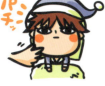
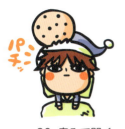

10. 声で開く　　　　20. 刺激で開く　　　　30. 痛みで開く

3 刺激を与えても目が開かない（JCS3ケタ）

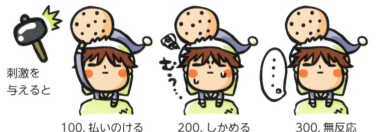

刺激を与えると

100. 払いのける　　　200. しかめる　　　300. 無反応

《オマケ》あればつけ足す特徴（意識レベルにトッピング）
（例：JCS10-I→声をかければ目を開けるが失禁している）

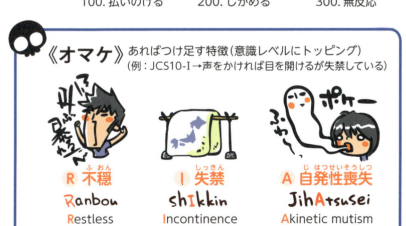

R 不穏（ふおん）
Ranbou
Restless

I 失禁（しっきん）
shIkkin
Incontinence

A 自発性喪失（じはつせいそうしつ）
JihAtsusei
Akinetic mutism

今日の玉運勢　♥♥♥♥♥　💴💴💴💴💴　💴💴💴💴💴　総合点　100点
出たぞ100点♪ 何してもうまくいく日だ！ でも運も知識も資格も人生も道具☆ お前はどう使う？

Lesson 6

内分泌

ホルモン …112

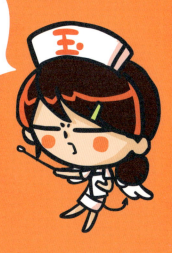

Lesson 6
ホルモン

大切さ ★★
難しさ ★★★
ギャグ ★

体へ指示する物質がホルモンな。
あの肉とかのホルモンは「捨てること＝放るもん」
から来ててて違うんやで！ 英語の「hormone」説もある！

ホルモンとは

体へ指示を出すといえば神経やけど、
体中の全ての指示を神経経由にすると、体中神経だらけで**絡まるし**、
切れたらおしまい！

そこで、指示物質（手紙）を血液中に流す
これが **ホルモン** や☆
ちょっとの量で指示ができる！

ホルモンの**よい**ところ

- 神経いらずで絡まない
- 神経と違って切れる心配がない
  （血管は何本もあるし切れてもつながる）
- 血管さえ通ってれば誰でもどこにでもホルモンを送れるし、受けとれる。

ホルモンの**悪い**ところ

- ホルモンは血液にのって体中に流れるので、ピンポイントで働かせたいときには使えない！

筋肉や反射とかピンポイントに動かすってときは神経を使う！

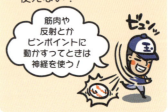

今日の玉運勢　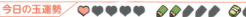　総合点　28点
どれもイマイチ！ ホルモンみたいにいいことばっかりじゃないけどそれも人生☆ のんびり行くぞ♪

112

ホルモンで指示を出すしくみ

ホルモンは2種類

ホルモンは指示する内容などでいくつか種類がある！

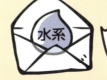

水系の手紙でぶ厚いのがペプチド。薄いのがアミン。

ステロイド系
（水系で行けないところへも行ける）

ペプチド系・アミン系

内分泌腺（ないぶんぴつせん） …… ホルモンを出して体のどっかに指示を出すやつ

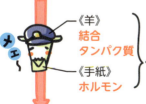

《羊》
結合タンパク質
《手紙》
ホルモン

ホルモンは結合タンパク質にくっついて血流に乗っていく

標的細胞（ひょうてきさいぼう） …… 受け取ったホルモンの指示で行動を起こす

例 ポスト（標的細胞）の窓の形が独特で、届け間違いは起こらない。

   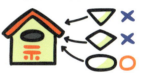

| 今日の玉運勢 | | | |  | 総合点 20点 |

よくない！でも少しの勉強運を標的細胞のようにズバリ当てはまるとこに使っていけ(・∀・)ノ

6 内分泌

部位別指示＆ホルモン

 脳の場合、中心に師匠が住んでいて その周りの弟子達が指示を出す。

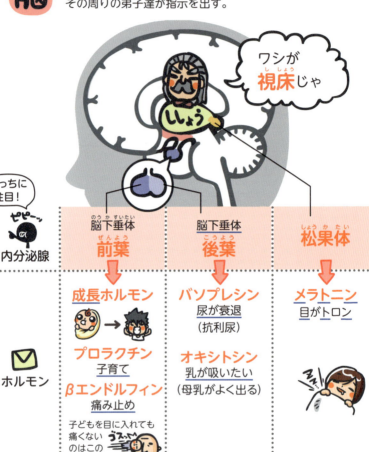

内分泌腺	脳下垂体 前葉	脳下垂体 後葉	松果体
ホルモン	**成長ホルモン** **プロラクチン** 子育て **βエンドルフィン** 痛み止め 子どもを目に入れても痛くないのはこのため	**バソプレシン** 尿が衰退 （抗利尿） **オキシトシン** 乳が吸いたい （母乳がよく出る）	**メラトニン** 目がトロン
覚え方 ―がヒント！	赤ちゃんっぽい ホルモン	脳下垂体っぽい ホルモン	体内時計っぽい ホルモン

今日の玉運勢　総合点 69点
恋愛運MAX！ 脳下垂体前葉のように母性本能を出しまくるんが吉☆

咽喉

咽喉には甲状腺って蝶ネクタイがあって
そいつが結構ホルモンを使って指示を出す。

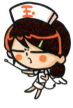

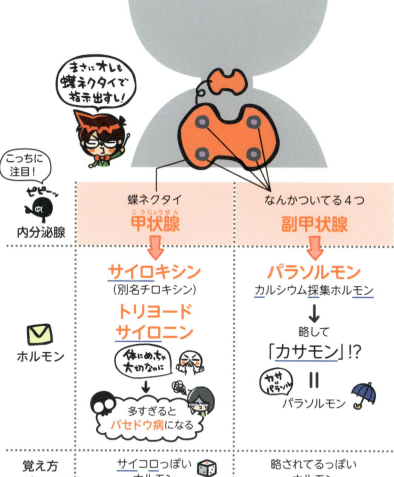

内分泌腺	蝶ネクタイ **甲状腺**	なんかついてる4つ **副甲状腺**
ホルモン	**サイロキシン** （別名チロキシン） **トリヨード サイロニン** 多すぎると**バセドウ病**になる	**パラソルモン** カルシウム採集ホルモン ↓ 略して 「**カサモン**」!? カサ=パラソル＝パラソルモン
覚え方 ―がヒント！	サイコロっぽい ホルモン	略されてるっぽい ホルモン

今日の玉運勢　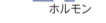 総合点 97点
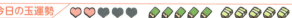
相当いい♪ 松果体からメラトニン出して寝てる場合じゃないで！ 好きに動いて1日楽しめ☆

体

体では胸腺や腎臓からホルモンが出る♪
ちょうど三角形のピラミッドパワーや！

Check!

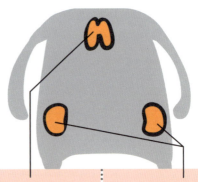

内分泌腺	心臓のちょい上 **胸腺**（きょうせん）	おしっこ作る **腎臓**（じんぞう）
 ホルモン	**チモシン** リンパ球の一種で、 T細胞の成長を促す 血管に物質流すだけやから、頭以外にも体のいろんなトコから指示することができるねん。	**レニン** 血圧UP ⬆ プロスタグランジン 血圧Down ⬇ **エリスロポエチン** 赤血球を作る（造血） ※全部血（ケツ）
覚え方 ━ がヒント！		ケツの上にあるだけに ケツっぽいホルモン

今日の玉運勢　♡♡♡♥♥　総合点　70点
勉強運！しっかり勉強してチモシンがT細胞を育てるように知識を育てろ!! さぁLesson6を今日復習やで♪

オレらの故郷、生殖器からもホルモンは出る！
男らしさや女らしさの原因はここのホルモン☆

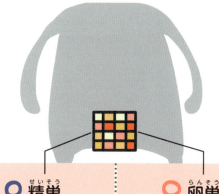

内分泌腺

♂ 精巣（せいそう）　　　♀ 卵巣（らんそう）

ホルモン

男性ホルモン
テストステロン
筋力とかヒゲとか
男らしくなる

女性ホルモン①
エストロゲン

女性ホルモン②
プロゲステロン

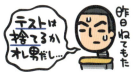

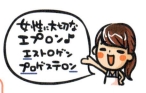

男性ホルモンのテストステロンを出す
ライディッヒ細胞

精巣（要はタマタマ）のとこにある。
タマタマは男の持つ最大の弱点で
蹴り上げると「ライディッヒ」って
飛び上がるから命名したのでは!?

6 内分泌

今日の玉運勢　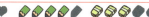　総合点　64点
勉強運そこそこ！ここで男性ホルモンみたいなことやってたらもったいないで!!

膵臓 すい〜っとした膵臓(すいぞう)にランゲルハンス島(とう)いうのがあって そこのいろんな細胞がホルモンを出してるねん！

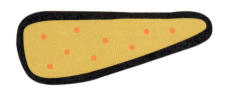

内分泌腺	ランゲルハンス島 α細胞(アルファ)	ランゲルハンス島 β細胞(ベータ)
ホルモン こっちに注目！	分解させるホルモン **グルカゴン** 血糖値UP ⬆ グリコーゲンって グループをゴン 小さくなると働く (P180)	合体させるホルモン **インスリン** 血糖値Down ⬇  大きくなると働かん (P180)

 膵臓についてはP180でもやるで！

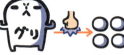

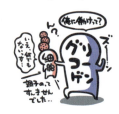

今日の玉運勢 ♥♥♥♥♡ 🍘🍘🍘 🍡🍡🍡●● 総合点 74点
何事もコツコツやれば成功する！ 大きなこともグルカゴンで分解すれば大丈夫♪ 今日がその日や！

ランゲルハンス島は、様々なホルモンを分泌する細胞が組み合わさった組織で、膵臓全体に、島のように数多く点在してるんや!

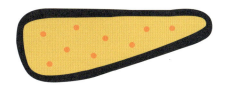

		ランゲルハンス島
内分泌腺	**PP細胞**	**δ(デルタ)細胞**
ホルモン	**膵(すい)ポリペプチド** 胆嚢(たんのう)を「パパ〜」っと広げてくれる	**ソマトスタチン** 成長が止まる ※成長ホルモンの抑制など
覚え方 —がヒント!	外側にパパッとちらばっている	トマトっぽいホルモン

《β(ベータ)細胞の出すインスリンは超重要!》

血糖値を下げるのはβ細胞から出るインスリンにしかできん!
だからこのインスリンが出せなくなると血糖値が下がらん糖尿病になるで!
(最悪失明したり手足切断てことも!?)

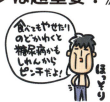

今日の玉運勢   総合点 56点
一見難無な日! でも何があるかわからんよ♪ 糖尿病患者も見た目はむしろやせてるやろ?

副腎

腎臓についてるアフロを副腎いうて
全部で4種類のホルモンを出す！

←コレ

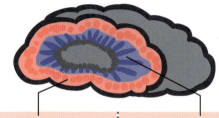

	一番外	外から2番目
内分泌腺	副腎皮質 **球状層**	副腎皮質 **束状層**
ホルモン こっちに注目！	↓ **鉱質コルチコイド** 血圧を上げる ナトリウムを再吸収	↓ **糖質コルチコイド** 血糖値を上げる 朝よく出る

鉱質も糖質もどっちも
何かを上げてるって
さすがアフロよ！

※どっちも「〜イド」って名前だけあってステロイドやで！

玉先生MEMO

ナトリウムの再吸収＝血圧上昇

塩分をとると高血圧になるいうやろ？ ほんで塩は塩化ナトリウム！
そうや♪ つまりナトリウムが増えるとオレらは高血圧になる☆
そやから再吸収でナトリウムが増えると血圧も上がるねん！

今日の玉運勢　 　総合点　32点
金運が普通！ こんな日はどうする？ お金を使うか使わないか？ 自分の本性が見える日(☆∀☆)ノ

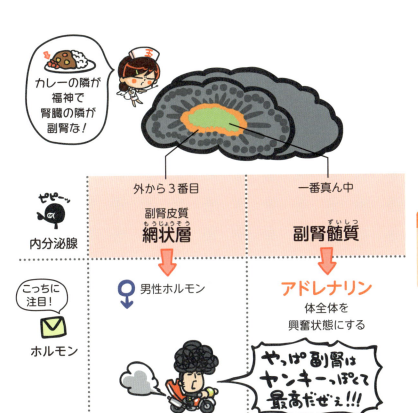

アドレナリンとノルアドレナリンの違いは？

解剖生理学をやってるとアドレナリンとノルアドレナリンいうのが出てくるねんけど、どっちがどっちかわかりにくくてまぎらわしい！ でも似たときに出るから「どっちも興奮してるとき出てる」でOKや♪ 細かい違いはズバリ副腎や脳で働くのがアドレナリンで、末梢神経で働くのがノルアドレナリンと思っててくれ☆

今日の玉運勢　 　総合点　76点
どれもまんべんなくいい日♪ アドレナリンも出まくりな1日やで！

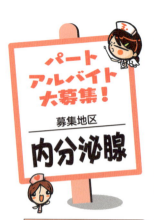

パートアルバイト大募集！
募集地区
内分泌腺

脳中心部より南へ徒歩5分

名　　称	脳下垂体前葉
支給品等	特になし
必要資格	成長ホルモンなど
仕事内容	成長や子育てなど子供に関することで、とにかく頑張る保育士です。

脳中心部より南へ徒歩5分

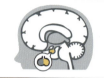

名　　称	脳下垂体後葉
支給品等	特になし
必要資格	バソプレシンなど
仕事内容	尿の量を減らしたり逆に母乳の量は増やしたりとにかく脳下垂ギャグな仕事です。

脳中心部に隣接

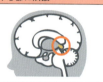

名　　称	松果体
支給品等	体内時計
必要資格	メラトニン
仕事内容	体内時計なのでマジメで時間にきっちりしている人向けの仕事です。

のどから南へバスで1駅

甲状腺

名　　称	甲状腺
支給品等	首に1つ
必要資格	サイロキシンなど
仕事内容	サイコロっぽい仕事なのですが、バセドウ病にはできるだけ注意してください。

のどから南へバスで1駅

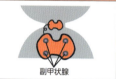

副甲状腺

名　　称	副甲状腺
支給品等	4すみに1つずつ
必要資格	パラソルモン
仕事内容	カルシウムをいい感じにとらせるふりかけの生産工場作業員です。

心臓駅から徒歩10分

名　　称	胸腺
支給品等	体育教師の笛
必要資格	チモシン
仕事内容	体を守るT細胞を育てる体育の臨時講師をやってもらいます。

腰骨北口より出てバスで1駅

名　　称	腎臓
支給品等	腎小体100万個
必要資格	エリスロポエチンなど
仕事内容	尻の上にあるだけあってとにかくいろいろとケツに関する業務が多いです。

お腹駅から膀胱線終点まで

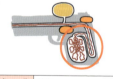

名　　称	精巣
支給品等	5000万匹/日
必要資格	テストステロン
仕事内容	男性を男らしくモリモリマッチョに鍛える仕事で、要はジムトレーナーです。

今日の玉運勢　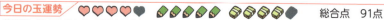　総合点　91点

絶好調♪ 何してもうまくいきそうな予感！ でもあんまり自分だけいいようにやりまくったらアカンで☆

お腹駅から膀胱線終点まで

名　称	卵巣
支給品等	1個/月
必要資格	エストロゲンなど
仕事内容	整理がうまくいくように頑張る清掃業務です。

※整理と生理をかけたギャグです。

膵臓腺を終点まで

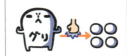

名　称	ランゲルα細胞
支給品等	100mg/dℓ以下
必要資格	グルカゴン
仕事内容	蓄えてたグリコーゲンを壊して働き者の糖にして血糖を上げる仕事です。

膵臓腺を終点まで

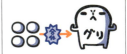

名　称	ランゲルβ細胞
支給品等	空腹で100mg/dℓ以上
必要資格	インスリン
仕事内容	たくさんの糖を固めて、1つのグリコーゲンにし血糖を下げる仕事です。

膵臓腺を終点まで

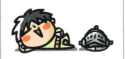

名　称	PP細胞
支給品等	特になし
必要資格	膵ポリペプチド
仕事内容	胆嚢を「パパ〜」って広げる仕事ですが、干物屋のようなものです。

膵臓腺を終点まで

名　称	ランゲルδ細胞
支給品等	特になし
必要資格	ソマトスタチン
仕事内容	成長ホルモンの抑制など止まっとるに関する仕事です。トマト栽培経験者優遇。

副腎駅1番ホーム

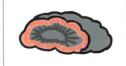

名　称	副腎皮質球状層
支給品等	アフロヘアー
必要資格	鉱質コルチコイド
仕事内容	ナトリウムを再吸収し、血圧を上げる仕事です。

ヤンキーを怒らせる感じです。

副腎駅2番ホーム

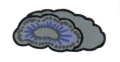

名　称	副腎皮質束状層
支給品等	アフロヘアー
必要資格	糖質コルチコイド
仕事内容	血糖値を上げて、体内を元気にする仕事です。

ヤンキーはケンカの準備中です。

副腎駅3番ホーム

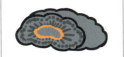

名　称	副腎皮質網状層
支給品等	アフロヘアー
必要資格	男性ホルモン
仕事内容	より男らしさを目指して体を鍛える仕事です。

ヤンキーはケンカの準備完了です。

副腎駅の中央ホール

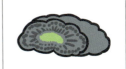

名　称	副腎髄質
支給品等	アフロヘアー
必要資格	アドレナリン
仕事内容	体全体を興奮させて盛り上げまくる仕事です。

ヤンキーはケンカの真っ最中です。

今日の玉運勢　♥♥♥♥♥   　総合点　1点

最低や！でもお金ムダ遣いせんと人助けとかしてれば運のない日は運のあるやつからもらえるで！

6 内分泌

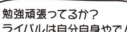

Lesson 7

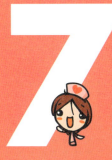

骨格と筋

骨格 …126
頭蓋骨と背骨 …132
腕と脚の骨 …136
関節と動き …140
骨格筋 …142

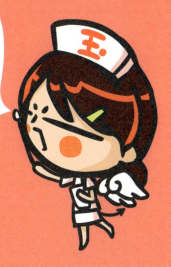

Lesson 7

骨格

大切さ ★★
難しさ ★
ギャグ ★★★

骨格は人体の基本やけど、実は体を支える以外にたくさん役割があるんやで。

骨格の役割

体を支える

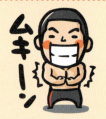

骨のおかげで立てる

体を守る

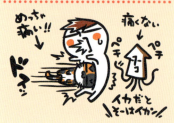

体が強いのも骨のおかげ

血を作る

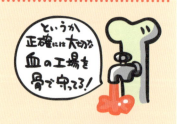

なんと血は骨の中でできる

カルシウム(Ca)を調節

時にはCaを減らすことも

今日の玉運勢 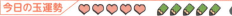   総合点 52点
恋愛も勉強も絶好調♪ 金運ゼロだけど勉強の本を買えば恋愛も勉強もうまくいくし、きっと未来で取り返せる！

骨の半分以上はCaじゃない!!

カルシウム(Ca)がいっぱいと思われている骨だが、なんとCaは半分もなくて水とコラーゲンが半分以上！ Caだけだと硬すぎて折れるんや。
棒アイスも凍らせたら硬くなって折れるやろ？

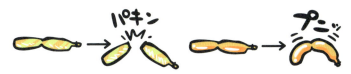

①古い骨を壊す
破骨細胞(はこつ)

骨の日常生活

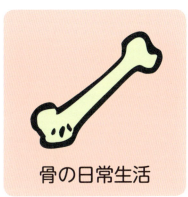

②新しい骨を作る
骨芽細胞(こつが)

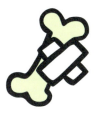

③その骨を固める
骨基質(こつきしつ)

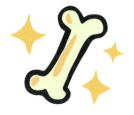

7 骨格と筋

今日の玉運勢   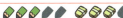 総合点 56点
よいことも悪いこともあっての普通の日！ 破骨細胞と骨芽細胞のような日や☆

骨の全体図

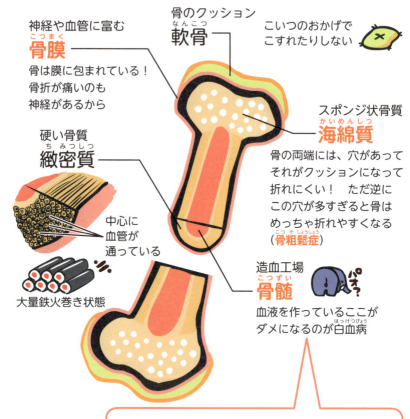

骨膜（こつまく）― 神経や血管に富む
骨は膜に包まれている！骨折が痛いのも神経があるから

軟骨（なんこつ）― 骨のクッション
こいつのおかげでこすれたりしない

緻密質（ちみつしつ）― 硬い骨質
中心に血管が通っている
大量鉄火巻き状態

海綿質（かいめんしつ）― スポンジ状骨質
骨の両端には、穴があってそれがクッションになって折れにくい！ ただ逆にこの穴が多すぎると骨はめっちゃ折れやすくなる（**骨粗鬆症**（こつそしょうしょう））

骨髄（こつずい）― 造血工場
血液を作っているここがダメになるのが**白血病**（はっけつびょう）
パオ?

白血病もガンの一種

自分の細胞がぐうたらになって働かなくなるんがガンで、白血病もガンの一種や！ 酸素を運ぶ赤血球が働かんと**息切れ**したり、血を止める血小板がぐうたらで働かんと**血が止まらん**かったり、**内出血**したりする。

今日の玉運勢　♥♥♥♥♥　🍣🍣🍣🍣🍣　💰💰💰💰💰　　総合点　74点
勉強と金運！ しっかり勉強して知識を骨のように固めれば金は後からついてくる(-∀-)ノ

《骨折の重症度》

レベル① 不全骨折
ちょっと骨にヒビが入る

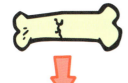

レベル② 完全骨折
ポッキリ

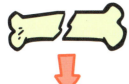

レベル③ 粉砕骨折
骨の折れたところがバラバラ

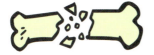

邪を払う

① 散歩中に逃げたアナコンダと戦うことになった玉先生
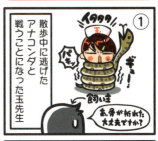

② 豚骨などは折るとうまい出汁が出る
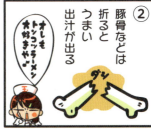

③ そして今オレの腕は折れているおそらく出汁が出てるだろう体に巻きついている蛇を麺とするなら

④ オレは今まさにトンコツラーメン！ すまない、醤油派なんだ
全治2ヶ月だったという
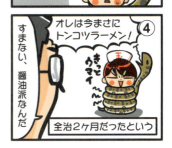

7 骨格と筋

今日の玉運勢 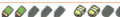 総合点 37点
ボチボチだな☆ 何をやってもバラバラの粉砕骨折！ でも骨折と同じできっと治る(-∀-)ノ いつかはな♪

人体の主な骨の名称

全部で200個あるし全部暗記は無理！

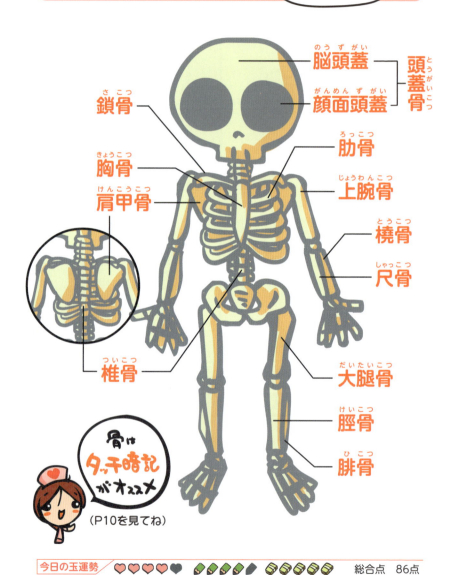

今日の玉運勢　総合点 86点
とってもいい日♪ こんな日はどうせだから主な骨くらい全部覚えよう！ タッチ暗記だとすぐだから♪

桃太郎再び

 P135も見てや！

♪桃太郎さん桃太郎さん	お腰につけたきび団子	1つ私にくださいな
①脳頭蓋と顔面頭蓋	②肩甲骨▶椎骨▶前は鎖骨	③肋骨▶胸骨▶肋軟骨
	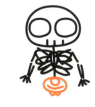	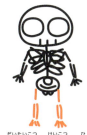
④橈骨▶尺骨▶上腕骨	⑤仙骨▶腸骨▶恥骨▶坐骨	⑥大腿骨▶脛骨▶腓骨

7 骨格と筋

歌った

橈骨・尺骨の覚え方

橈骨 — 尺骨
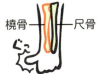

お父さん指側が橈骨

脛骨・腓骨の覚え方

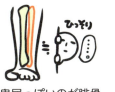

卑屈っぽいのが腓骨

今日の玉運勢 ♥♥🖤🖤🖤 🟢🟢🟢🖤 🟨🟨🟨🖤　総合点　65点

勉強運と金運な♪ ラッキーアイテムはお昼ご飯だから、うまいもん食って昼から頑張れ♪

Lesson 7

頭蓋骨と背骨

大切さ ★
難しさ ★★
ギャグ ★★

さぁここから骨について詳しく見ていくで♪
まずは体の中心の頭と背骨からな。

頭蓋骨（とうがいこつ）とは

実は頭はいくつもの骨がくっついてできている。

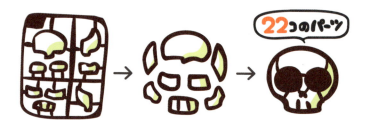

《骨がくっついてるところの名称》

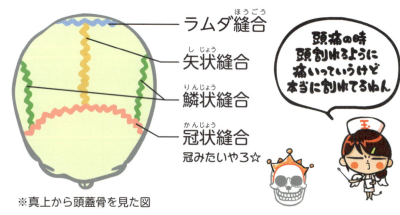

- ラムダ縫合（ほうごう）
- 矢状縫合（しじょう）
- 鱗状縫合（りんじょう）
- 冠状縫合（かんじょう）
  冠みたいやろ☆

頭痛の時
頭割れるように
痛いっていうけど
本当に割れてるねん

※真上から頭蓋骨を見た図

今日の玉運勢   総合点 81点
小さないいことが集まっている日！頭蓋骨が22個集まってできているようにいいことが集まる日やで♪

頭蓋骨の名称

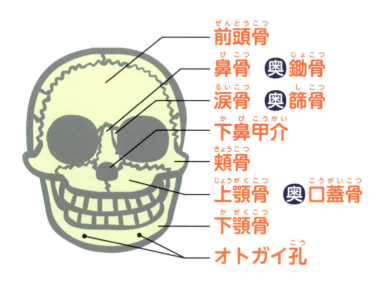

- 前頭骨
- 鼻骨　奥 鋤骨
- 涙骨　奥 篩骨
- 下鼻甲介
- 頬骨
- 上顎骨　奥 口蓋骨
- 下顎骨
- オトガイ孔

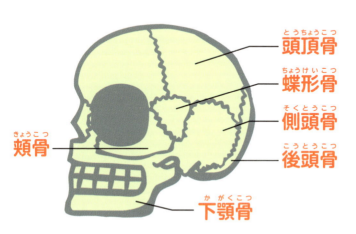

- 頭頂骨
- 蝶形骨
- 側頭骨
- 後頭骨
- 頬骨
- 下顎骨

今日の玉運勢　 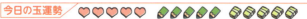 　総合点　100点
ダントツ1位♪ 勝てるやつは誰もいない！ この運を分けたい人と会っときな。1人じゃもったいない☆

背骨を作る椎骨の名前

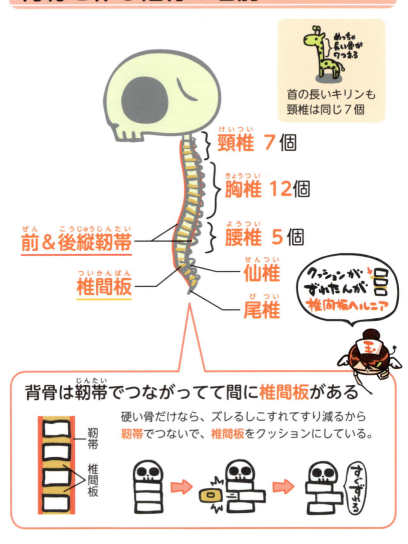

椎骨にくっついている骨

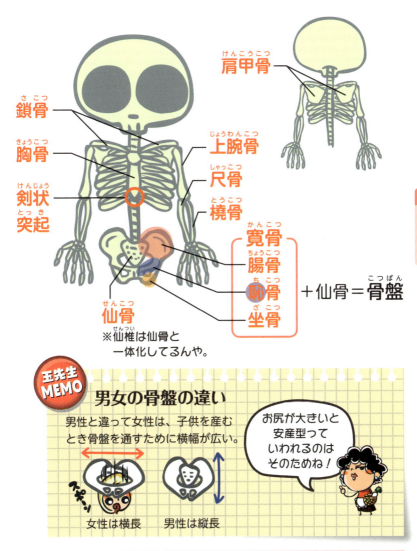

※仙椎は仙骨と一体化してるんや。

男女の骨盤の違い

男性と違って女性は、子供を産むとき骨盤を通すために横幅が広い。

女性は横長　男性は縦長

お尻が大きいと安産型っていわれるのはそのためね！

今日の玉運勢　総合点　45点
勉強運がいい日！これをどう生かすかはこの本を読んでいるお前次第☆ オレは復習1番、予習が2番♪

Lesson 7
腕と脚の骨

大切さ ★
難しさ ★★★
ギャグ ★

ほな次は腕と脚の骨な。
複雑な動きをするところほど骨は小さくてバラバラ。

腕と脚の骨の全体図

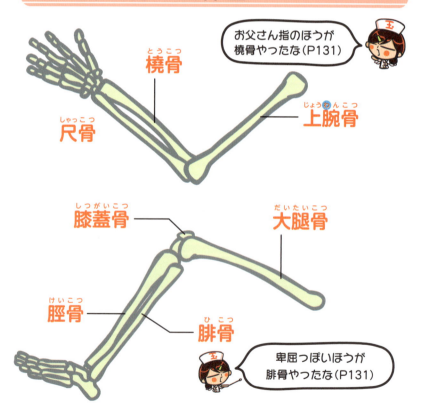

お父さん指のほうが
橈骨やったな（P131）

橈骨（とうこつ）
尺骨（しゃっこつ）
上腕骨（じょうわんこつ）

膝蓋骨（しつがいこつ）
大腿骨（だいたいこつ）
脛骨（けいこつ）
腓骨（ひこつ）

卑屈っぽいほうが
腓骨やったな（P131）

今日の玉運勢　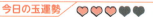 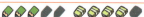　総合点　63点
脛骨と腓骨のようにいいことも悪いことも両方ある日！ 困っている人がいたら助けると吉☆ てか助けろ！

手の骨

手は細かい動きができるんやけど、
そんだけ骨もバラバラに細かくなってる！

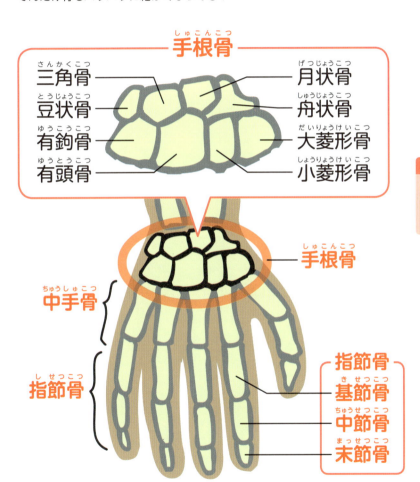

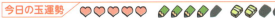

総合点　73点

恋愛運！恋愛も手根骨のようにいくつものことが重なって育つ☆ 深い人間になれ(-∀-)ノ

足の骨

足は体重を支えるために大きい骨が多いけど、
そんだけ手みたいな細かい動きは難しい…。

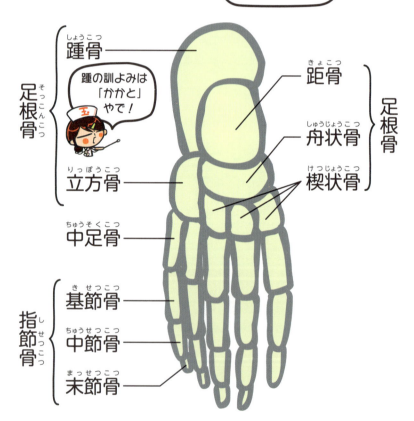

止血のときのポイント

血を止めるには体内深くを流れる動脈をつぶさなアカンけど
腕の先や脚の先は2本の骨でガードされているのでつぶせない！
そやから、骨が1本の上腕骨や大腿骨のところで止血するんや☆

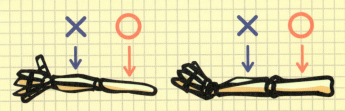

実際、オレらも手羽先は骨をはずさな食べにくいやろ？
骨1本のスペアリブとかはおいしく食べられるのに！

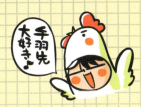

手のひらはそれぞれの指の骨が並んでいて1つの骨じゃない!!

冒険マンガでよくナイフが手を貫通するシーンがあるけど、あれは骨を貫通してるんやなく手の骨と骨の間を通ってるだけなんやで！（まぁ痛いけど…）

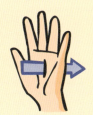
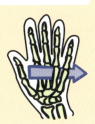

7 骨格と筋

今日の玉運勢　総合点　91点
もう最高♪ 止血も体幹に近いところでするようにお金も人生の大事なことに関係したものに使え(・ω・)

Lesson 7
関節と動き

大切さ ★
難しさ ★
ギャグ ★

続いては関節やけど、関節てのは「骨と骨の間」の部分のことやから、ひじみたいには動かせなくても骨と骨の間なら関節や！

関節の分類

関節は動きやすさで3つに分類されるねん。

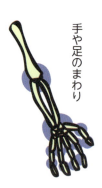

手や足のまわり

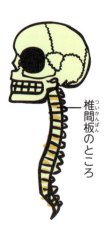

椎間板(ついかんばん)のところ

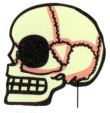

頭蓋骨の縫合など

| めちゃめちゃ
よく動く
可動関節(かどうかんせつ) | ちょっぴりなら
動かせる
半関節(はんかんせつ) | 全く
動かせない
不動関節(ふどうかんせつ) |

今日の玉運勢　♡♥♥♥♥　 　総合点　44点
あんまりよくないけど笑ったらよくなる日♪ いっぱい笑いな！ 不動関節まで動くくらい笑え♪

《関節のケガや病気》

骨がスポンて外れること

脱臼

靭帯や関節包が傷ついて痛む

靭帯
関節包

捻挫

膝に水がたまるとかのこと

=関節水

関節炎

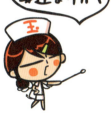

結構身近なケガや

加齢で形が変わる変形性関節症

カレーによる...。

関節症

特殊な関節炎 関節リウマチ

リューマチじゃなくリウマチや

リウマチ

7 骨格と筋

よく動かす関節の作り

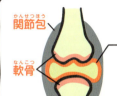

関節包
滑膜(中身は滑液)
軟骨

むに

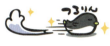

つるりん

← この滑膜のおかげでかなり滑らかでツルツル

今日の玉運勢　♡♡♥♥♥　 　 　総合点　14点

どれもよくないけど健康には強い日だから脱臼や捻挫はない！ 思いっきり運動していいぞ♪

141

Lesson 7

骨格筋

大切さ ★★
難しさ ★
ギャグ ★

骨格筋は骨についてる筋肉な。
骨格筋は唯一考えて動かせるスゴイ筋肉やで！

筋肉の作り

筋肉は筋線維の集まりで、筋線維は筋原線維が集まってできている。
あと筋肉は動かすときに、そこの筋肉細胞達全員で一緒に動くために
細胞がくっついて多核細胞になってるんや！

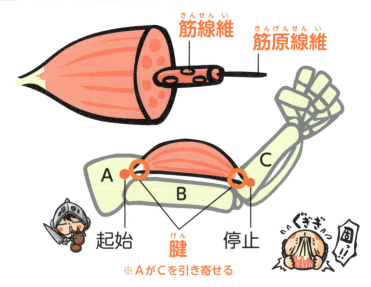

AがCを引っ張ることで、曲がる（Bじゃないんやで！）。
あと切れたら困る筋肉の付け根は「腱」でとにかく硬い！
肉でも赤身（筋肉）に対して、スジ（腱）は異様に硬いやろ？

今日の玉運勢　　　　　　　　　　　　　　　　　　　総合点　67点
勉強運は少し低いけど頑張れば勉強運もカバーできる♪ 知識を筋原線維のように束ねろ!!

筋肉を動かす流れ

脳から右手に指示が出る場合

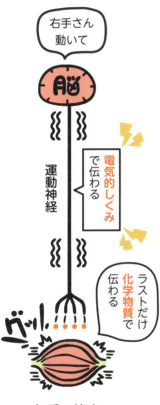

右手さん動いて

運動神経

電気的しくみで伝わる

ラストだけ化学物質で伝わる

右手の筋肉に伝わって動く

動きの強弱

筋肉は何本もの線維でできてるけど1本1本の優しさが違う！

レベル0　0%　どの筋肉もムシ！

レベル1　30%　優しいやつだけいうことを聞く

動いて

動けや！

レベル2　60%　半分以上いうことを聞く

動かんか！ボケ！

レベル3　90%　ほぼ全員がいうことを聞く

7 骨格と筋

今日の玉運勢　  　総合点 51点

ボチボチ！こんなときこそ頑張って自力で結果出せ!! 筋肉みたいに強弱はいらん。最初からMAXや！

143

骨格筋の名称

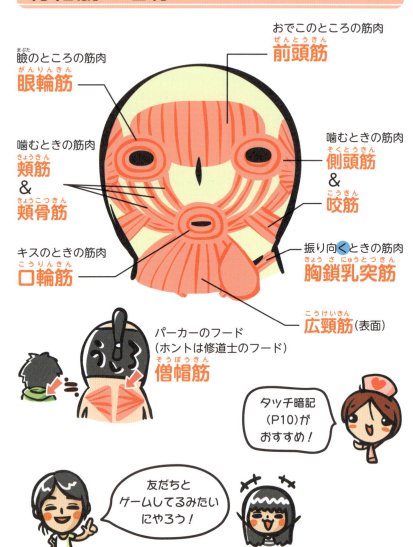

144

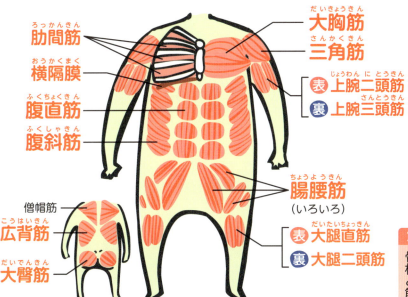

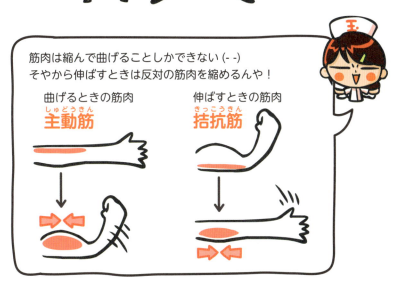

今日の玉運勢   総合点 69点
恋愛と勉強がいい！勉強を頑張ってるとそこで何かしら新しい恋愛の予感!? ラッキー筋肉は広背筋♪

体の動き方の名称

曲げる動き（屈曲）が青、伸ばす動き（伸展）が赤やで！

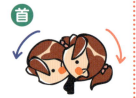

首

屈曲　伸展

首の前後の動き

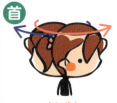

首

回旋

首の左右の動き

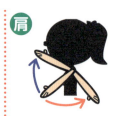

肩

屈曲　伸展

腕の上下の動き

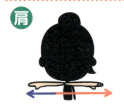

肩

水平伸展　水平屈曲

ひじを曲げずに
子供の頭をなでる動き

肩

外旋　内旋

タヌキの物まね
お腹ポンポコの動き

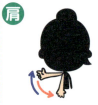

肩

外転　内転

汗ばむわきに
涼しい風を送る動き

ひじ

屈曲　伸展

鉄アレイを
上げ下げする動き

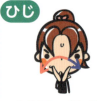

ひじ

掌屈　背屈

オナラの犯人
全力否定の動き

ここはQRで
ジェスチャー暗記よ！

今日の玉運勢　 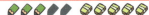　総合点　48点

金運な♪ お財布忘れてもどうにかなるかも！ でも知識は復習して忘れないようにこのLesson復習な！

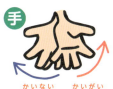　手 **回内　回外** かいない　かいがい 本を閉じたり 開いたりする動き	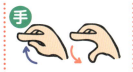　手 **掌側内転　掌側外転** しょうそく 影絵のカエルの 口のところ（親指）の動き	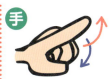　手 **屈曲　伸展** デコピンの 人差し指の動き
　手 **橈屈　尺屈** とうくつ　しゃっくつ 2人の間を通るときの 手の動き	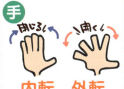　手 **内転　外転** 投げられた 手裏剣キャッチの動き	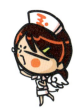
　足 膝関節 **屈曲　伸展** ボールをける動き	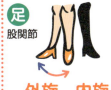　足 股関節 **外旋　内旋** モデルの人の足の動き	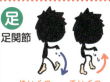　足 足関節 **背屈　底屈** はいくつ　ていくつ 床が濡れないように 歩く足の動き
 挙上　引き下げ きょじょう 肩でガッカリの動き	 **分まわし** ぶん ひじを曲げずに お米をとぐ動き	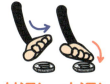 **外返し　内返し** 落ちてる100円を コッソリ拾う動き

7 骨格と筋

今日の玉運勢　♡♡♡♡♡　　　総合点　72点
恋愛運バッチリ♪ 鈍感な相手もこだわりに気づいてくれるかも！ でも人間最後は中身。勉強しろよ？

147

勉強法で悩んだら
まずは成功している人のことをマネてみ！

Lesson 8

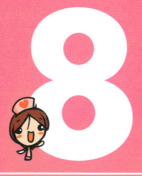

呼吸器

気道 …150
呼吸 …156
呼吸の調節 …160

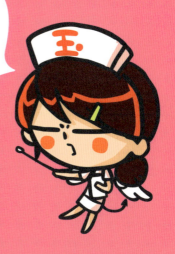

Lesson 8
気道

大切さ ★
難しさ ★★
ギャグ ★

呼吸器の中で、鼻からのどまでを上気道いうて、まず吸った空気の中からゴミやバイ菌出してキレイにすんねん。

呼吸器とは

呼吸器は**上気道**、**下気道**に分けられて
この2つで空気中に**21%**ある酸素(O_2)を取り込む。

呼吸器

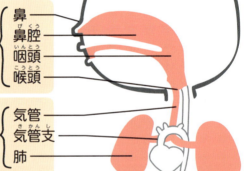

上気道
入ってきた空気中のゴミとかバイ菌をブロックしたり、温度を調節して加湿する。

- 鼻
- 鼻腔（びくう）
- 咽頭（いんとう）
- 喉頭（こうとう）

下気道
入ってきた空気(酸素)を体内に吸収する

- 気管
- 気管支（きかんし）
- 肺

酸素を取り込む流れ

例

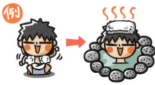 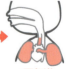

体をキレイにして　温泉に入る　　上気道 空気をキレイにして　下気道 体内に入れる

今日の玉運勢　 　総合点　22点

どれもさっぱり。。。こんな日は深呼吸で落ち着けヽ(*`Д´*)ノ 特にたっぷり下気道に空気を入れろ！

上気道（鼻から鼻腔）

鼻は空気清浄器で、ゴミやバイ菌を鼻前庭で鼻毛ガード、鼻腔で鼻水ガードしてキレイにした空気をのどに送る。

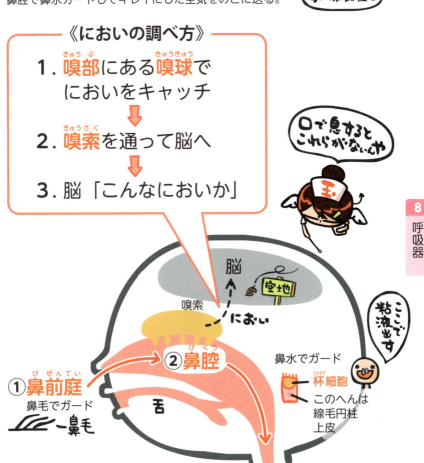

《においの調べ方》

1. 嗅部にある嗅球でにおいをキャッチ
2. 嗅索を通って脳へ
3. 脳「こんなにおいか」

今日の玉運勢　　総合点　75点
勉強運がすごくいい日♪ しっかり復習すればモテてお金もついてくる！ さぁガッツリLesson8を予習しろ☆

上気道（のどから肺）

高性能のど空気清浄器

③咽頭（いんとう） ➡ ④喉頭（こうとう） ➡ ⑤肺へ

咽頭や喉頭で空気をキレイにして肺へ。

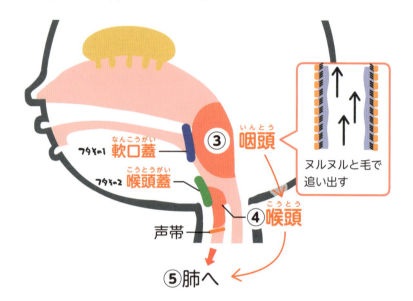

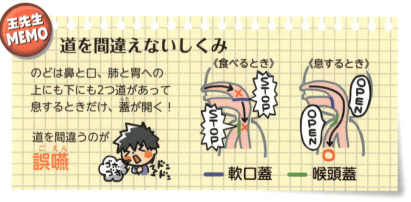

今日の玉運勢 　総合点　97点
めちゃくちゃいいから何でも成功♪ でも声帯は変わらないからカラオケは下手なままやで(-∀-)ノ

下気道（気管と気管支）

上気道でキレイにした空気を、
肺いっぱいに配るのが気管支。

でも変なのが来たら…
咳嗽反射
（咳で外へ出す）

気管支は軟骨がだんだん
細くなり、なくなっていく。

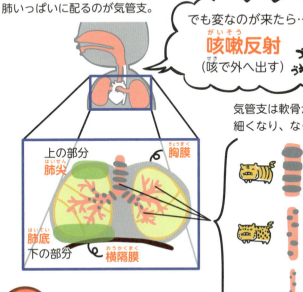

- 主気管支
- 右3葉、左2葉 **葉気管支**
- 右10区域 左8区域 **区域気管支**
- 終末は0.5mm **細気管支**
- **呼吸細気管支**
- ブドウスタイル **肺胞管 & 肺胞**

図中ラベル：上の部分／肺尖／胸膜／肺底／下の部分／横隔膜

玉先生MEMO

なんで気管に軟骨？

気管は柔らかくて、中は空洞やからすぐつぶれるねん！
そやから軟骨の骨組みでつぶれないようにガードするんや。

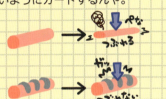

今日の玉運勢   　総合点 78点
金運と勉強運において主気管支のトラなみ！！ でも金運は細気管支のネコがごとし(-ω-)ノ

肺の空気交換システム

自然の働きである「ぎゅうぎゅうからスカスカへ」が
肺でも行われている（受動輸送 P18）。

酸素（O_2）は体外（肺胞側）に多いので
「多い肺胞から少ない毛細血管へ」
吸収され、体内へ広がる。

逆に二酸化炭素（CO_2）は
体内（毛細血管側）に多いので
「多い毛細血管から少ない肺胞へ」
移動し体外へ出ていく。

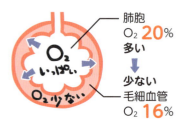
肺胞 O_2 **20**% 多い
少ない 毛細血管 O_2 **16**%

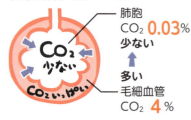
肺胞 CO_2 **0.03**% 少ない
多い 毛細血管 CO_2 **4**%

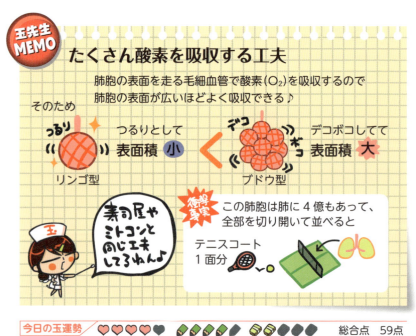

玉先生MEMO たくさん酸素を吸収する工夫

肺胞の表面を走る毛細血管で酸素（O_2）を吸収するので
肺胞の表面が広いほどよく吸収できる♪

そのため　つるりとして 表面積 小　＜　デコボコしてて 表面積 大
リンゴ型　　　　　　　　　　　　　　　ブドウ型

寿司屋やミトコンと同じ工夫してるねん♪

納得事実　この肺胞は肺に4億もあって、全部を切り開いて並べると
テニスコート 1面分

今日の玉運勢　　　　　　　　　　　　　総合点　59点
恋愛運、勉強運を横隔膜の動きで肺を広げるみたいに広げるとさらにアップ！ 居残り勉強が吉みたいだぞ♪

肺の部位と名前

肺は5つの部位に分かれていて右が3、左が2つでできている！

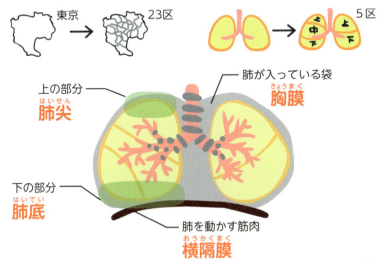

※上の図を見て東京都は23区以外もあるぞと突っ込んだ人は甘い！
田舎育ちの玉先生は30歳までそのことを本当に知らなかったのだ！

《息が苦しい肺気腫》

タバコの煙で肺胞の壁が傷むと、修理しているうちにデコボコがだんだん減ってリンゴ型になる。すると表面積が減って酸素(O_2)をあんまり吸収できなくなる(呼吸不全)。

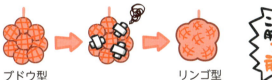

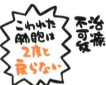

こわれた肺胞は2度と戻らない　不治の病

8 呼吸器

今日の玉運勢　 　総合点　43点
あんまりよくないみたい！表面積が大きいうちに酸素を吸うように、脳みそのしわがあるうちに勉強や！！

Lesson 8

呼吸

大切さ ★★★
難しさ ★★★
ギャグ ★

酸素を肺に入れるのが呼吸やけど、入れた酸素を細胞で使って初めて意味があるねん。

呼吸とは

呼吸とは酸素（O_2）と二酸化炭素（CO_2）を肺経由で交換すること。
その流れは外呼吸と内呼吸に分かれるんやけど、
先生が保護者からプリントにハンコをもらう流れに似とるで！

例

《連絡》
歓喜
子供経由でハンコをもらう

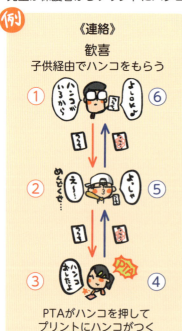

PTAがハンコを押して
プリントにハンコがつく

《呼吸》
換気
O_2を肺経由でCO_2と交換

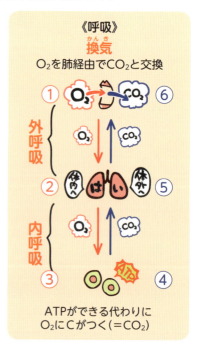

ATPができる代わりに
O_2にCがつく（＝CO_2）

今日の玉運勢   　総合点　71点

恋愛運MAX♪ 内呼吸は酸素を使うことに意味があるように、知識も使って人を助けることが大事だぞ☆

外呼吸のしくみ

自然の働きである「ぎゅうぎゅうから逃げ、スカスカへ行く」（受動輸送 P18）。
肋間筋や横隔膜の筋力を利用して、肺は空気を出し入れする。

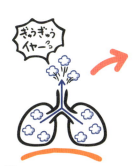

⑥ 体積の減った肺から空気が逃げる

① 横隔膜を筋肉で下げる

肺は体積の変化を繰り返す

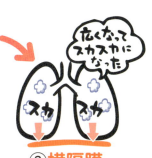
② 横隔膜につられて肺も下に下がる

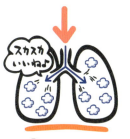
③ 体積が増えた肺に空気が入ってくる

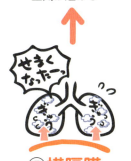
⑤ 横隔膜につられて肺も上へ縮む

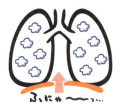
④ 横隔膜の力が抜けて上がる（元に戻る）

8 呼吸器

今日の玉運勢　♡♡♡♡♡　🥒🥒🥒🥒🥒　🍱🍱🍱🍱🍱　総合点　98点
学校ナンバー1♪ 何でもうまくいきそうな日☆ 朝さっさと勉強したら今夜は楽しむぞぉ！！！

157

肺での病気の調べ方

呼吸（息を吐くだけ）で病気かどうかを調べることができるねん！

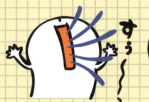 

①思いっきり息を吸ったら ②しっかり鼻をつまんで ③そのまま息を全部吐く

これが **肺活量**

十分吸えて 1秒で**ほとんど** 吐いてしまった	肺活量が 健康な人の**80%** 以下に減った	1秒間に吸った量の **70%**しか 吐けなかった
	拘束性 （こうそくせい） 換気障害	**閉塞性 （へいそくせい） 換気障害**
健康	つまり吸える量が少ない	つまりうまく吐けない

今日の玉運勢 総合点 50点

勉強運がベスト！ でも肺と同じで、夢の少ない拘束性やうまく吐けないような夢のない閉塞性じゃ意味ないで！

内呼吸の運び屋ヘモグロビン

赤血球の中のヘモグロビンには、体中に酸素(O_2)を運ぶ役割がある。これが**内呼吸**や！ こいつは体中のO_2の量を同じにしようと**O_2が多いところで捕まえ、少ないところで離す**という、O_2が「ぎゅうぎゅうからスカスカへ行ってみんな同じになる」受動輸送(P18)のシステムを持つ。

ちなみにそれを説明する教科書によく出てくるグラフがこれ。

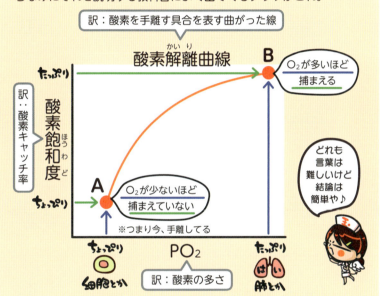

O_2のちょっぴりなA(細胞)では手離して、O_2がたっぷりのB(肺)で捕まえる

A O_2をあんまりキャッチしてない =手離している	B O_2をめっちゃキャッチしている =捕まえている

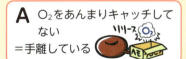

総合点 12点

勉強運以外サッパリ…でもこんな日は勉強するほどヘモグロビンが酸素も知識も捕まえてくれる♪

Lesson 8
呼吸の調節

大切さ ★
難しさ ★★
ギャグ ★★

呼吸の調節も前やった血圧(P66)と同様で
発見→指示→反応って流れやで!

呼吸の流れ

	呼吸のとき	血圧のとき
発見	肺伸展受容器（はいしんてんじゅようき）ヘーリング・ブロイエル反射 ※ 頸動脈小体（けいどうみゃくしょうたい） 大動脈小体（だいどうみゃく） 中枢化学受容器（ちゅうすう）	圧受容器（あつじゅようき）
指示	延髄（えんずい）（呼吸中枢）	延髄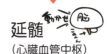（心臓血管中枢）
反応	横隔膜（おうかくまく） 肋間筋（ろっかんきん）	心臓 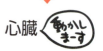

※ヘーリング・ブロイエル反射
→肺が伸びてると「縮め」
という反射が起きる！

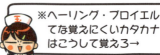
※ヘーリング・ブロイエル
てな覚えにくいカタカナ
はこうして覚えろ→

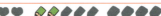 今日の玉運勢　　　　　　　　　　　　　　　　　総合点　34点
金運ないからムダ使いすんな！ 延髄で呼吸だけじゃなく勉強も指示してもらいな(・∀・)ノ さぁ復習☆

大事な場面で緊張する人へ

人体のクセを使えば、もうすでに緊張しちゃった状態でも
元に戻すことができるんやで♪ 緊張で失敗する人は読んどけ☆

人体のクセ 体中が一緒の目的で動く

人がピンチなときは
体中を元気にする
交感神経（こうかんしんけい）

人が休みたいときは
体中を休ませる
副交感神経（ふくこうかん）

でも、肺は意識してスピードを変えられるので

体がピンチのときに

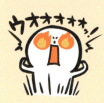
①体中は元気でも

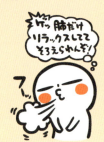
②ゆっくり呼吸すると

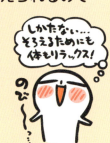
③体中もゆっくりに

つまり、緊張しているときでもゆっくりと大きな呼吸をすると、
チームワークで体中をそろえようとして緊張できなくなる!!
緊張すると肺も体に合わせて呼吸を速くしようとするけど、
それに負けず「落ち着いて呼吸をし続けろ」ってすると、
緊張できなくなる♪ 昔の人が「人って字を3回書いて飲み込む」
のもたぶん大きくゆっくり呼吸するためだったのかもしれん☆
どうしても緊張する人は100回くらい書いてみよう♪

8 呼吸器

今日の玉運勢 ♥♥♥♥♥ 　総合点　69点

恋愛運が最高♪ デートで交感神経高まるでぇ！ 恋人いない人は休んで副交感神経でのんびりや☆

161

《呼吸調節ミスの病気》

呼吸は人が生きていく上で大切な酸素を管理している。
でも大切やからちょっと狂うだけでも人体に影響がある！
ちなみに大切なのに、なんと多すぎてもアカンのやで!?

状態	名前	どんなときなるのか
	頻呼吸（ひん） 1分に**24**回以上 呼吸しちゃう	発熱 肺炎 呼吸不全
	徐呼吸（じょ） 1分に**12**回以下 しか呼吸しない	麻酔 告白する前の 深呼吸
	無呼吸 呼吸が止まる	呼吸中枢のマヒ 睡眠時無呼吸 症候群
	過呼吸 呼吸回数が多すぎ	**過換気症候群**（かかんきしょうこうぐん）

夕呼吸
安くてうまい

今日の玉運勢 ♥♥♥♥♥   　総合点　2点
何にもいいことなさそう。。。だったら家の手伝いでもしてみんなを幸せにしてやれ♪

《もっとヤバイ呼吸調節ミスの病気》

呼吸は脳の延髄の指示でうまいこと行われてる！
ほんでもこれがミスってるってことは、その脳にけっこうまずいことが起きてるサインやねん。そやから呼吸の病気やけど、
肺以外にも問題が起きてるってことなんや！
なんでその名前がついているか自分で調べるとロマンがあるで♪

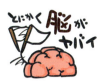	ビオー呼吸	リズムや深さがめちゃくちゃ 脳腫瘍・髄膜炎 脳外傷 頭蓋内圧亢進 延髄の疾患
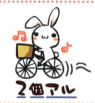	チェーンストークス呼吸	呼吸回数が増減したり止まったり 脳腫瘍・脳外傷 脳出血・尿毒症 心不全・アル中
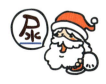	クスマウル呼吸	大きい呼吸が続く 尿毒症・昏睡 糖尿病性 ケトアシドーシス

他にも外へ出そうってときは、何かしら変なことが起きてるねん。

くしゃみ　　鼻水　　咳　　痰

今日の玉運勢
総合点　29点
点数的にも赤点！ そんな運勢は自分で赤点克服や！！ さぁLesson8丸ごと復習やでぇヽ(*`Д´*)ノ

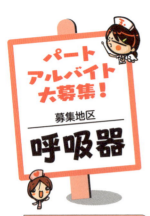

パートアルバイト大募集！
募集地区 呼吸器

鼻の穴より徒歩5分

名称	鼻毛
支給品等	多数採用
必要資格	高身長
仕事内容	サッカーのフリーキック前のように並んで立ってブロックしてください。

鼻腔上部

名称	嗅球
支給品等	時給870円
必要資格	臭気判定士
仕事内容	鼻に入ってきた気体に含まれている成分をにおいとして感じる仕事です。

鼻の穴から車で30分

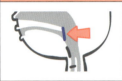

名称	軟口蓋
支給品等	フタ
必要資格	採用若干名
仕事内容	食べものが、鼻へ行かないようフタで道を案内する交通整理の仕事です。

口から車で30分

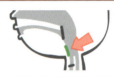

名称	喉頭蓋
支給品等	フタ
必要資格	採用若干名
仕事内容	食べものが、肺へ行かないようフタで道を案内する交通整理の仕事です。

気管駅前

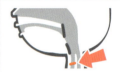

名称	声帯
支給品等	マイク
必要資格	声学科卒業
仕事内容	いろんな高さの音（声）を状況に応じて出してもらいます。

胸から地下鉄で10分

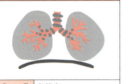

名称	気管支
支給品等	肺胞4億個
必要資格	ヒヨコ鑑定士
仕事内容	たっぷり酸素を確保するため肺胞で肺の表面積を広げて酸素を飼育する養鶏の仕事。

肺から少し南へ下ったところ

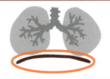

名称	横隔膜
支給品等	長期働ける方
必要資格	リズム感
仕事内容	死ぬまで一定のリズムで肺を広げる仕事ですが、体力以外にリズム感も必要です。

肺から全国へ

名称	ヘモグロビン
支給品等	鉄分
必要資格	狩猟免許
仕事内容	みんなが捕まえられない酸素をなんとかして捕まえてもらう仕事です。方法は問いません。

今日の玉運勢 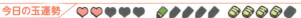 総合点 40点

金運がいいからそこを伸ばすぞ！ そうそう鼻腔にゴミが入らんように…って鼻毛は伸ばすな！！！

WEB玉クッキング

解剖生理学のいろいろな反応を簡単レシピで紹介♪

☆今日は体を動かした人にピッタリの元気になる料理です。

ATP（リン酸入りADP）ロールケーキ

人体エネルギー大学　ミトコン教授

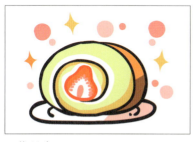

● 材料（1ロール）

酸素	たっぷり
炭水化物	100g
ADP	1袋分
フルーツ(リン酸)	1パック

● 作り方

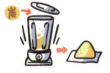
①まずは炭水化物を細かく粉砕する

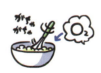
②①をしっかり酸素と混ぜ合わせる

③②をADPにしっかり塗り込む

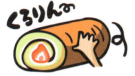
④中にフルーツ（リン酸）を包んで完成

体内ではこうやってATPが作られる

〈今日のレシピのポイント〉

ATPって？

オレら生物が動いたりできるのはこのATPいうエネルギー物質のおかげや。このエネルギー物質はADPとリン酸をくっつけたもんで、それにオレらは酸素を使うねん！

8 呼吸器

今日の玉運勢　 　総合点　61点

そこそこいい！恋愛するもよし勉強するもよし！！でも少し金運低いから買い物は注意やで☆

勉強の基本は、参考書じゃなくてノート！ 書いて覚えるんやで！

Lesson 9

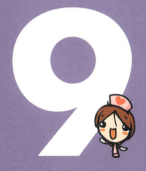

消化器

摂食　…168
消化器　…172
肝臓・膵臓　…178
栄養の吸収　…182

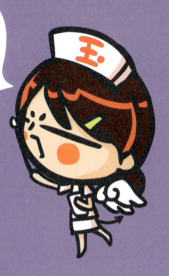

Lesson 9

摂食

大切さ ★★
難しさ ★
ギャグ ★★

ここでやるのは消化器。前の章でやった呼吸器の気管へ行かへんほうの話や！
食は人生の大切な楽しみやから重要やで。

空腹と満腹のしくみ

摂食もやっぱり血圧や呼吸同様、「発見・指示・反応」の3つで調節されている。
摂食とはご飯を食べることな！

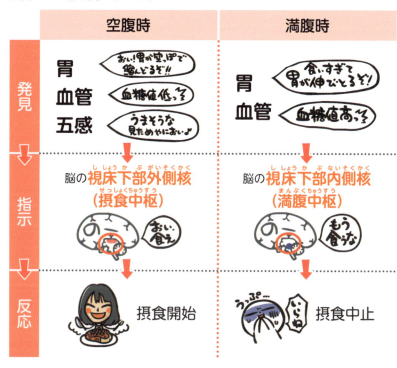

今日の玉運勢　総合点 38点
勉強運！ あとは知識に対してみんなの視床下部の摂食中枢と満腹中枢のどっちが反応するかやな☆

摂食行動の流れ

①歯で咀嚼

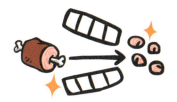

ほっぺたのところの咀嚼筋で
32本（子供は**20本**）の歯を
動かし、食べものを分解するんや。

②唾液で防御

さらさら唾液**プチアリン**
トロトロ唾液**ムチン**

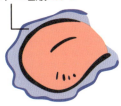

食べものを口腔（口の中）に入れると
どこからともなく唾液が出て
デンプンの消化・**毒**の中和・
感染予防をしてくれるねん。

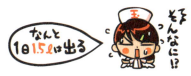

なんと1日1.5ℓは出る
そんなに!?

③味蕾で味チェック

乳頭
苦い
塩っぱい
すっぱい
甘い

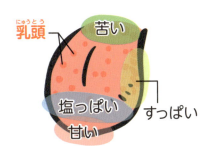

舌の表面にたくさんある
乳頭の**味蕾**で味をチェック
するで！ 味をチェックするんは
食べものが毒かを判断する
意味があんねん♪（P105）

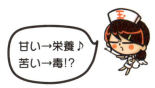

甘い→栄養♪
苦い→毒!?

9 消化器

今日の玉運勢　 　総合点　86点
金運が最高潮♪ 何してでもうまくいくから人生のうまさを乳頭の味蕾でいろいろ感じてみてくれ！

摂食サポートチーム

その1 歯

咀嚼の破壊力を高めて、食べものが食道を通る小ささにしてくれる。

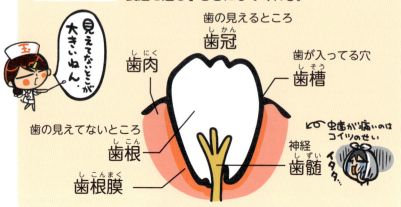

- 歯の見えるところ：歯冠（しかん）
- 歯が入ってる穴：歯槽（しそう）
- 歯肉（しにく）
- 歯の見えてないところ：歯根（しこん）
- 歯根膜（しこんまく）
- 神経：歯髄（しずい）

「見えてないところが大きいねん．」

虫歯が痛いのはコイツのせい イタタ…

その2 食道

咀嚼で噛み砕かれた食べものを胃腸に届けてくれる。

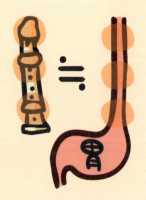

食道は太さ2cm、長さ25cmとリコーダーにめっちゃそっくり♪ リコーダーのつなぎ目の部分が汚れやすいように、食道にもガンになりやすい生理的狭窄部（きょうさくぶ）がある。

食道は食べものを、重力を無視してエスカレーターのように胃へ運んでくれる。これが蠕動運動（ぜんどううんどう）や。スゴイ

今日の玉運勢 ♥♥♥♥♥ 🥒🥒🥒🥒🥒 🍣🍣🍣🍣🍣　総合点 87点

いいことばっかり♪ 朝復習したら吉！ あとは蠕動運動のようにいいことが勝手に運ばれてくるぞ☆

《口でわかる病気》

①歯磨きしても口がくさい

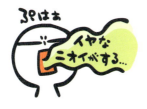
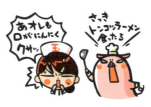

→ 肝臓や腎臓が悪い、糖尿病かも!?

②舌の色がおかしい

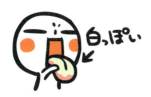
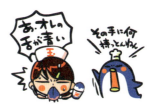

→ 体調不良

ラーメン好きの人へ

ニンニクのにおいが気になる場合、
食べた後にリンゴ（リンゴジュースでもOK）
を食べるとにおいが消えるで♪

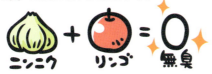

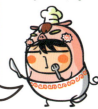

今日の玉運勢 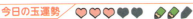   総合点 63点

全体的にバランスの取れた日！ あとはみんながそれをどう生かすか次第♪ 腎臓は悪くないか？

Lesson 9
消化器

大切さ ★★★
難しさ ★★★
ギャグ ★

オレらは生きるために食べるけど、
その食べものを分解して体内に入れるんが消化や！

消化とは

体の中はすき間があるんやけど、普通、食べものは
大きすぎて通らへん。そこで小さく分解すると
腸の細胞が取りこむねん。それが消化や！

もし大きいと…

もし小さいと…

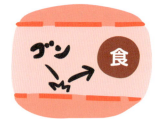

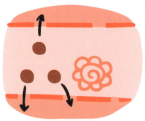

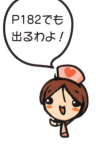

P182でも出るわよ！

腸の細胞が取りこめない

腸の細胞が取りこめる

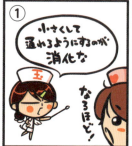

① 小さくして通れるようにするのが消化な

なるほど！

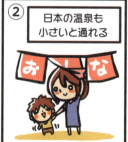

② 日本の温泉も小さいと通れる

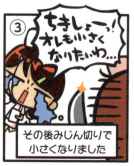

③ ちきしょー！オレも小さくなりたいわ…

その後みじん切りで小さくなりました

今日の玉運勢　♥♥♥♡♡　総合点　55点
恋愛運最悪！でもしっかり勉強して仕事で結果を出せばいつかきっと！！（アドバイスが遠いっ！）

消化器の名称

消化器には、食べものが通るメインストリート（消化管）と
横から消化液を出すだけのお助け（助っ人）がある！

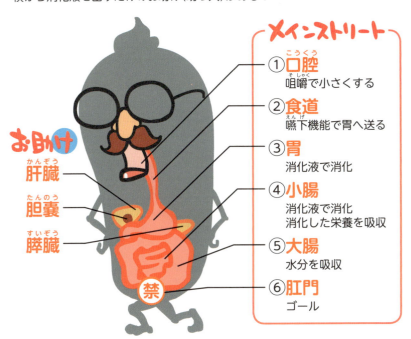

メインストリート

① **口腔**（こうくう）
咀嚼（そしゃく）で小さくする

② **食道**
嚥下（えんげ）機能で胃へ送る

③ **胃**
消化液で消化

④ **小腸**
消化液で消化
消化した栄養を吸収

⑤ **大腸**
水分を吸収

⑥ **肛門**
ゴール

お助け
肝臓（かんぞう）
胆嚢（たんのう）
膵臓（すいぞう）

9 消化器

大腸で水分吸収

水分が吸収されるのが最後のほうの大腸なのは、食べものに水分があったほうが消化管を流れやすいからや♪ そやから管の中では水で動かしてラストで水を抜くねん！

 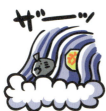

今日の玉運勢　 　総合点　8点
あんまりよくない日！ こんな日は嫌なことがあっても最後にうまいもん食べれば消化管みたいに水に流せるで♪

173

小腸の部位と特徴

小腸は三兄弟（十二指腸、空腸、回腸）でできている。

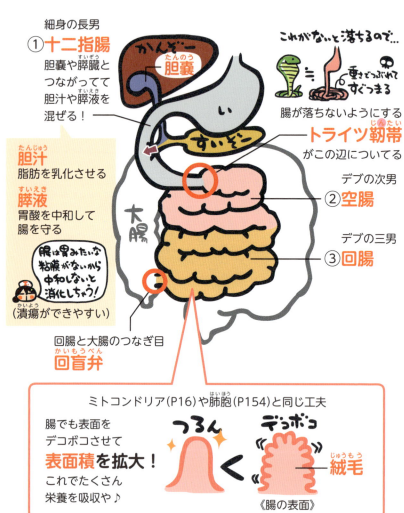

| 今日の玉運勢 | ♥♥♥♥♥ 🥒🥒🥒🥒🥒 🍙🍙🍙🍙🍙 | 総合点 79点 |

すごくいいかもな♪ 小腸同様運勢三兄弟もなかなかいい仕事してくれるで！ さて何運が頑張る？

大腸の部位と特徴

大腸は盲腸、結腸四姉妹（上行、横行、下行、S状）、直腸でできている。

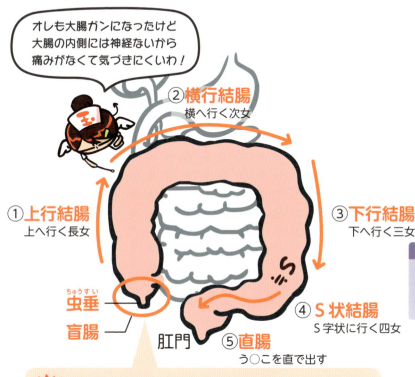

① 上行結腸
上へ行く長女

② 横行結腸
横へ行く次女

③ 下行結腸
下へ行く三女

④ S状結腸
S字状に行く四女

⑤ 直腸
う○こを直で出す

虫垂
盲腸
肛門

「オレも大腸ガンになったけど大腸の内側には神経ないから痛みがなくて気づきにくいわ！」

あの「盲腸」で切るのは虫垂!?

腹痛で緊急入院いうたら盲腸が多いけど、それは盲腸の中の「虫垂」の炎症のことな。ちなみに虫垂は食物繊維とかを分解する微生物のいるところで、草食動物はここが発達してる。つまり草食用なんで、人はあんまり使ってなくて小さいし、切ってもまぁOKなんや！

今日の玉運勢　♡♡♡♡♡　🍙🍙🍙🍙・　💴💴💴・・　総合点　87点
怖いもんなしな♪ 金運が少し低いから遊びに行くときは気をつけろ!! 帰ったらしっかり勉強もな♪

胃の部位と特徴

胃の1.5トリオ
胃の大きさ…**1.5ℓ**
胃のpH…**1.5**（強酸）
胃液の量…**1.5ℓ**（1日）

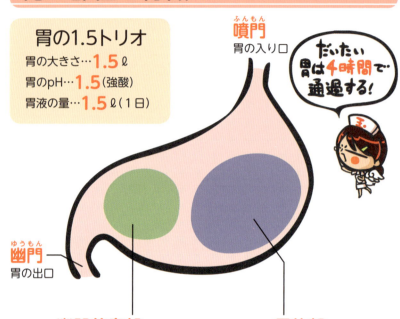

だいたい胃は**4時間**で通過する！

幽門 胃の出口
噴門 胃の入り口

幽門前庭部

幽門腺

こいつ自身もペプシンでタンパク質を分解する消化酵素（ペプシン）を出す

ガストリン

胃酸やペプシンを出やすくする応援団のホルモン

胃体部

胃のくぼみ（胃小窩）に胃酸を分泌する胃底腺がある

胃酸（塩酸） 消化だけでなく殺菌もする

ペプシン（ペプシノーゲン） → タンパク質

今日の玉運勢　総合点　34点
勉強運以外最悪。。。こんな日は胃がペプシンでタンパク質に特化するように勉強に特化しとけ！

胃が持っている2つの特技

胃は履歴書に書けるくらいスゴイ特技を2つ持っている。

①食べものは消化するけど自分自身は粘液でガード！

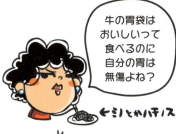

牛の胃袋はおいしいって食べるのに自分の胃は無傷よね？

←ミノとかハチノス

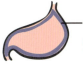

胃の表面を**粘液**でガード

《**胃潰瘍**》
胃潰瘍は粘膜のガードに失敗して自分の胃も消化して傷つけてしまうことやねん！

②ビタミンB₁₂を吸収する

ビタミンB₁₂は足りなくなると悪性貧血になる。
※鉄分の足りない貧血とは違う。

胃ガンの手術

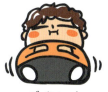
ダイエット

胃を取ってしまうとめっちゃヤバいで！

「クイズ番組」から「胃」を取ると…

オマケ 肉の部位、全部いえるかな？

牛には4つも胃があるの。
動物によって部位で名前が違うので興味あったら見てみてね♪

鶏肉　豚肉　牛肉

今日の玉運勢　♥♥♥🥬🥬　🥬🥬🥬🥬🍙　🍙🍙🍙🍙　総合点　66点

バランスがいい♪ こんな日は食べるもんもバランスよく！ ラッキービタミンはA、C、Dな☆ 食えよ！

Lesson 9
肝臓・膵臓

大切さ ★★
難しさ ★★★
ギャグ ★★★

消化管の十二指腸につながって消化をサポート。
他にもいくつかの仕事を同時にこなす、
やり手なやつらや。

肝臓のしくみ

 1 消化液の**胆汁**を作って**胆嚢**にためる

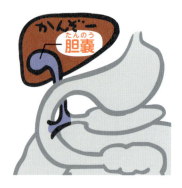

① **胆汁**を作る
↓
② **胆嚢**にためる
↓
③ 使うとき**胆嚢**から
十二指腸へ**胆汁**を出す
（脂肪を乳化して消化を助ける）

玉先生MEMO ― 胆嚢はただの袋じゃない！

胆汁は胆嚢って袋にたまると
だんだん濃くなって効果が高まる。
ちなみにあのう○こは
この胆汁のせいで茶色になるねんで！
※干物と同じしくみ ➡

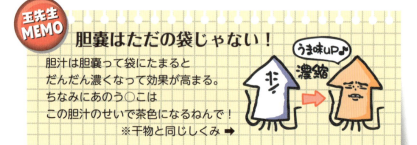

今日の玉運勢　総合点 50点
金運がヤバイから、胆嚢に胆汁をためておくようにお金もしっかり財布に貯めるねんで！！

178

肝臓は体内のおかん!?

肝臓の働きはおかんそのもの。
何でもやるし行動も似てる。

《肝臓》　　　　　　　　　《おかん》

2 体のことを何でもやってる　　家のことを何でもやってる

①血液量の調節 やりくり　①お金の調節 やりくり

②栄養の貯蔵　グリコーゲン　　②お金の貯蔵

③胆汁作ってためる 胆嚢/胆汁　③ヘソクリ貯める

④赤血球を分解するなど　　　　④リサイクルなど

赤血球を分解するとき、
黄色いビリルビンが生まれる
（それを胆汁に混ぜう○こに）
↓
でも肝臓が悪く、スムーズに胆汁
に混ぜて排出できないと、体内を
巡り体中を黄色くする（黄疸）

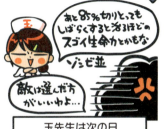

玉先生は次の日
何者かに襲われたという

3 動脈以外に門脈からも　　ダンナ以外に子供からも
　血液を回収（小腸から）　　お金を回収（お年玉）

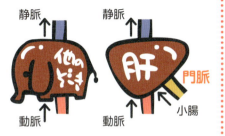

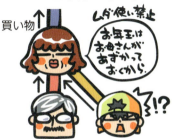

9 消化器

今日の玉運勢　 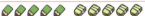　総合点　83点

勉強運に金運♪　しっかり勉強して働いてお金貯めるんだぞ!!　もらった給料は門脈で肝臓に貯金やで♪

179

膵臓が血糖値を調節するしくみ

● 血糖値が低いとき（ランゲルハンス島 α）

糖分（グルコース）が大量にくっついたグリコーゲンは大きいので体内で働かせることができない（肝臓の中で休んでいる）！
働かせたいときには膵臓が分解魔法を唱える☆

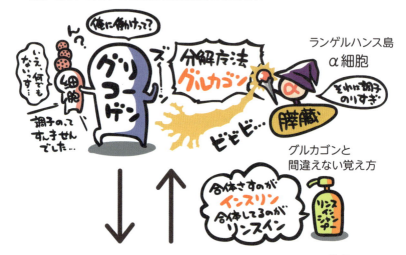

● 血糖値が高いとき（ランゲルハンス島 β）

グルコースは小さいので奴隷のように働かされている！
多すぎると、それを見かねて膵臓が合体魔法を唱える☆

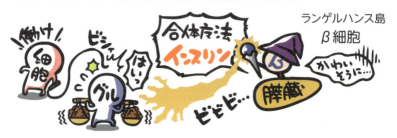

今日の玉運勢　 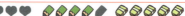　総合点　55点

勉強すると吉☆ Lesson9の消化器を今日マスターしちゃおう！

膵臓は体内のナイト!?
肝臓とおかんみたいに、
膵臓とナイトも似とるんや！

《膵臓》 《ナイト》

1 血糖はおまかせ！
膵臓の **ランゲルハンス島** には4種類の
細胞があって（P118）、そのうちの
2種類で血糖を調節している。
ランゲル **α** → 血糖値UP ↑
ランゲル **β** → 血糖値Down ↓

決闘はおまかせ！

2 胃酸を **膵液** で **中性** にして酸から腸を守る
胃酸は腸を分解する！
だから穴（潰瘍）ができちゃう!!
そこで膵液で中和して
中性（水と同じ）にする。

忠誠で城を守る

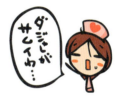
「ダごうしがサムイわ…」

3 姿は横にすい〜っとしている！
膵臓は名のごとく、横に
すい〜っとしている。

いつもは
がんばらナイっと！

もう平成よ！ナイトは時代おくれ. ダラ〜…

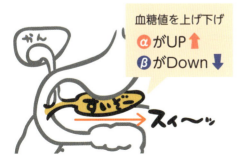
血糖値を上げ下げ
α がUP ↑
β がDown ↓
スィ〜ッ

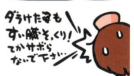
ダラけた子も
すい臓そっくり！
てかサボらないで下さい!!

9 消化器

今日の玉運勢   　総合点 69点
金運！ インスリンで糖分固めて働きにくくするようにお金も千円札を1万円札に固めて使いにくくしろ！

181

Lesson 9
栄養の吸収

大切さ ★★★
難しさ ★★
ギャグ ★★

オレらは三大栄養素の
炭水化物・タンパク質・脂質を分解して吸収してる。

消化・吸収の流れ

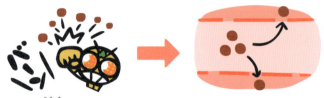

1. 消化酵素で小さく分解
2. 腸の細胞が取りこむ

三大栄養素

炭水化物
糖が集まって
できていて、
脳のエネルギーに
なっている！

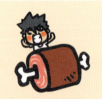

タンパク質
アミノ酸が集まって
できていて、
筋肉とか体の材料に
なっている！

脂質
材料は脂肪酸と
モノグリセリドで
体温を37℃に保つ
燃料になっている！

今日の玉運勢 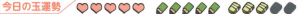   総合点 82点
金運だけ少なめ！だから運勢に合わせて三大栄養素の炭水化物・タンパク質・脂質を控えめに！

消化酵素は正義のヒーロー!?

説明しよう！栄養を分解してくれる酵素は、正義のヒーローに似た特徴を持っているのだ!

1 基質特異性

消化酵素は自分に合った相手しか分解しない。

酵素アミラーゼ	酵素マルターゼ	酵素セルラーゼ
↓	↓	↓
アミロースを分解	マルトースを分解	セルロースを分解

2 最適温度・最適pH

消化酵素には自分の得意な条件がある！

酵素アミラーゼ	酵素ペプシン	酵素トリプシン
↓	↓	↓
中性の場所	強酸の場所	弱アルカリの場所

3 熱に弱い

消化材料がタンパク質（肉と同じ）なので加熱すると死ぬ（失活する）

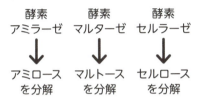

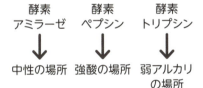

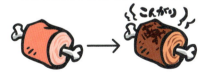

※タンパク質は加熱で変性する（別のものになって元には戻らない）

《正義のヒーロー》
敵が決まっている

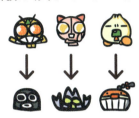

放送のベストタイムが決まっている

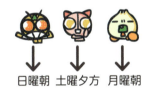

日曜朝　土曜夕方　月曜朝

弱点がある

強いヒーローにも弱点がないとTV的におもしろくない！

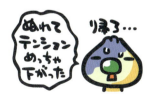

今日の玉運勢　 　総合点　67点

勉強以外いい日♪ 勉強はみんなに助けてもらえ！ お返しは基質特異性で自分の得意なもので☆

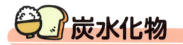
炭水化物

炭素や水素の化合物、それが炭水化物な。炭素や水素って名前だとイメージしにくいけど、酸化させると二酸化炭素(CO_2)と水(H_2O)や！つまりこの２つを使った光合成のときにできるデンプンのことな。そやから炭水化物の例は米・小麦・砂糖って植物由来のばっかやろ!?

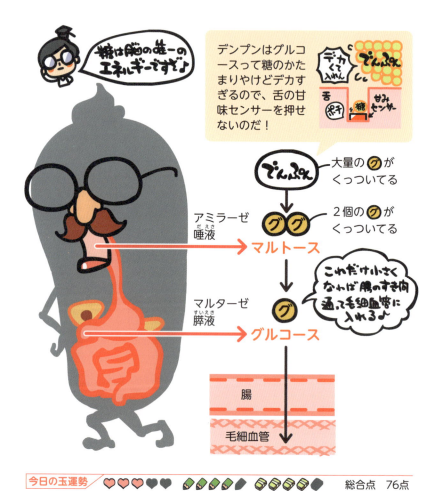

今日の玉運勢　♡♡♡♡♡♡　総合点　76点
今までやってなかったことをやれば吉！めんどくさいこともデンプンみたく小さくするとやれるから♪

タンパク質

肉や魚ってワンパクな子が好きそうな食べものに多い！
そんな栄養素が**タンパク質**や♪ タンパク質は体内のおよそ**20％**を占めてて**筋肉**とか**酵素**とかがタンパク質でできている。

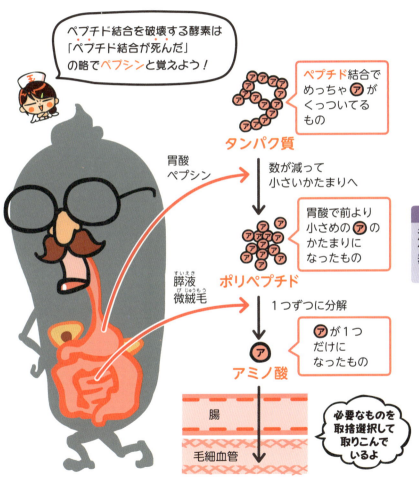

ペプチド結合を破壊する酵素は「ペプチド結合が死んだ」の略で**ペプシン**と覚えよう！

ペプチド結合でめっちゃ⑦がくっついているもの

タンパク質

胃酸
ペプシン

数が減って小さいかたまりへ

胃酸で前より小さめの⑦のかたまりになったもの

ポリペプチド

膵液
微絨毛

１つずつに分解

⑦が１つだけになったもの

アミノ酸

腸
毛細血管

必要なものを取捨選択して取りこんでいるよ

9 消化器

今日の玉運勢   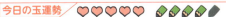 総合点 62点
金運がヤバいけど恋愛でいいことありそう！たまにはおしゃれにお金使えってことだな(-∀-)ノ

脂質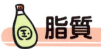

体に取り入れたエネルギーの80％は熱になるっていうけど(P38)、
その熱を作ってくれたり蓄えて保存もできるんが脂質な♪
しかも体に蓄えられてるときは、ただぼ〜っとするんじゃなく
体温を保ったり女性の胸やお尻をセクシーにしたりもする！

胆汁（たんじゅう）は、水と油の両方と仲がいいので、
普通は混ざらない水と油を混ぜることが
できる♪ これを乳化っていうねん！
すると水中にいる消化酵素（リパーゼ）が
脂質を分解できるようになる。

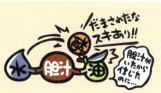

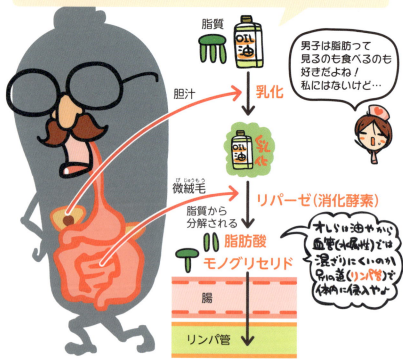

| 今日の玉運勢 | ♡♡♡♡♡ | 🥒🥒🥒🥒 | 🍙🍙🍙🍙 | 総合点 96点 |

敵なし！ いい運の日はみんなに会って運勢を分けてやれ♪ 苦手なやつらとも乳化で仲よくなれるかも♪

固まる油と固まらない油

油(脂肪)は足(脂肪酸)の形で性質が変わる！
足がまっすぐだと並べやすいが、曲がっていると並べにくい。
これが脂肪の固まりやすさを生み出してるねん (-"-)
体が小さかったり(鳥)、水の中にいたり(魚)、体が細い(植物)と
冷えやすいんで、固まりにくい油を持つようになったんや☆
マーガリンは人の知恵で曲がった足をまっすぐにしたもの！

まっすぐな足が
飽和脂肪酸
曲がった足が
不飽和脂肪酸

脂肪酸が

まっすぐだと　　　曲がってると

 ――脂肪酸――

↓　　　　　↓

整列しやすい　　　整列しにくい
(固まりやすい)　　(固まりにくい)
牛・豚の脂肪、　　鳥・魚の脂肪、
マーガリン　　　　植物性油脂

9 消化器

弁当 お弁当なら鶏がいい♪

牛や豚の脂は固まりやすいせいで
冷えて固まるとうまみを封印してまう！
でもその固まる脂の中でも、鶏の脂は
「口の温度で溶ける」んや♪
弁当に入れても、食べるとき口の中で
脂が溶けてうまみを感じられるねん☆

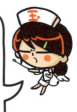
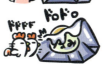

弁当人気No.1からあげ

今日の玉運勢　 　総合点　72点
勉強運に金運！ しっかり復習してまっすぐな形の知識にしとかないと後々うまく整理できないぞ(☆∀☆)

募集地区 消化器

パートアルバイト大募集！

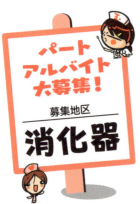

口からバスで1駅

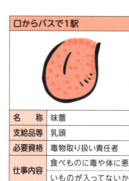

名称	味蕾
支給品等	乳頭
必要資格	毒物取り扱い責任者
仕事内容	食べものに毒や体に悪いものが入ってないかを調べる入国審査の仕事です。

口からバスで1駅

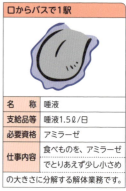

名称	唾液
支給品等	唾液1.5ℓ/日
必要資格	アミラーゼ
仕事内容	食べものを、アミラーゼでとりあえず少し小さめの大きさに分解する解体業務です。

唾駅東口より南へ徒歩20分

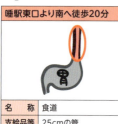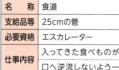

名称	食道
支給品等	25cmの管
必要資格	エスカレーター
仕事内容	入ってきた食べものが口へ逆流しないよう一方通行させる交通整理の仕事です。

唾駅より終点胃駅へ

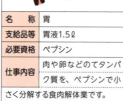

名称	胃
支給品等	胃液1.5ℓ
必要資格	ペプシン
仕事内容	肉や卵などのてタンパク質を、ペプシンで小さく分解する食肉解体業です。

肝臓より徒歩圏内

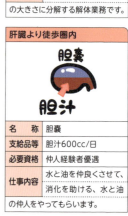

名称	胆嚢
支給品等	胆汁600cc/日
必要資格	仲人経験者優遇
仕事内容	水と油を仲良くさせて、消化を助ける、水と油の仲人をやってもらいます。

胃駅西口から出て徒歩3分

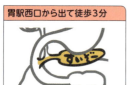

名称	膵臓
支給品等	膵液1ℓ/日
必要資格	膵液
仕事内容	膵液で何でも小さく分解する消化をして、その後の小腸での吸収を助けます。

十二指腸より南に2駅

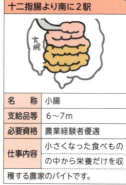

名称	小腸
支給品等	6〜7m
必要資格	農業経験者優遇
仕事内容	小さくなった食べものの中から栄養だけを収穫する農家のバイトです。

十二指腸より南に2駅

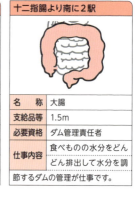

名称	大腸
支給品等	1.5m
必要資格	ダム管理責任者
仕事内容	食べものの水分をどんどん排出して水分を調節するダムの管理が仕事です。

今日の玉運勢　　　　　総合点　0点

ぼろくそ！ でも運とかそんなもん自分の努力でぶっ飛ばせばいいねん〜(`∀´)ノ さぁこの本で予習や！

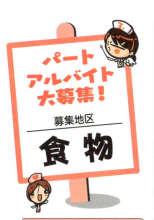

パート
アルバイト
大募集！

募集地区
食物

ご飯やパン、小麦の中

名　称	炭水化物
支給品等	甘ったれた性格
必要資格	糖分（グルコース）
仕事内容	脳へ行って栄養になり考える手助けをします。

血管を通る際血糖値の上昇に注意。

肉や魚、卵の中

名　称	タンパク質
支給品等	肉たらしい性格
必要資格	アミノ酸
仕事内容	筋肉へ行って材料になり新たな筋肉になります。

頑張り次第で正社員へ昇格できます。

とにかく油系の中

名　称	脂質
支給品等	こってりした性格
必要資格	脂肪酸とモノグリセリド
仕事内容	体温をいつも約37℃に保つために、ずっと熱を

作る仕事です。熱くてやせます。

果物とかの中

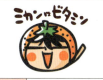

名　称	ビタミン
支給品等	13種類
必要資格	有機物
仕事内容	体中でいろんな状況に合わせて動くので様々

な仕事がある派遣社員です。

いろんな食べもんの中

名　称	ミネラル
支給品等	16種類
必要資格	金属などの無機物
仕事内容	体中でいろんな状況に合わせて動くので様々

な仕事がある派遣社員です。

野菜とかの中

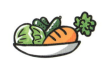

名　称	食物繊維
支給品等	溶け込まない
必要資格	セルロース
仕事内容	腸内の水分をうまいこと調節しカレーの生産

量を向上させる重要な業務です。

肝臓の中

名　称	グリコーゲン
支給品等	めんどうくさがり
必要資格	グルコース
仕事内容	万が一の人手不足のために準備して備える、人手

不足がなければ待つだけの仕事です。

それぞれの消化駅構内

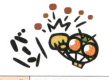

名　称	酵素（消化酵素）
支給品等	破壊神
必要資格	発破技士
仕事内容	消化液に潜んで食べものを爆破粉砕。爆破を

する相手によって分野が分かれます。

9 消化器

今日の玉運勢 ♥♥♥♥♥   総合点 32点

どれもイマイチ。。。消化器でしっかり栄養を分解して吸収するように知識も噛み砕いて吸収やで♪

189

医療系のみんなに伝えたい
WEB玉ダイエット

目的は2つ!!
1. 見た目がやせるコト（数字が減っても見えなきゃ一緒）
2. 元気で健康なコト（休日を楽しめる体力も大事）

体力勝負の医療系が
太っちゃうのは

ズバリ
ストレス
イライラ＆寝不足

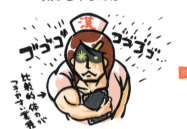

それでついつい
食べすぎ飲みすぎに！

ダイエットポイント　ダイエットは1人で自己流でやらない
（失敗グセ・あきらめグセがつく）

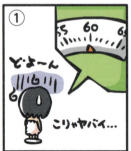

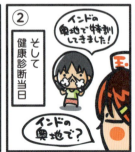

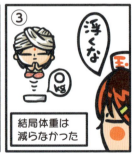

今日の玉運勢　♥♥♥♥♥　　総合点　51点
恋愛運で生きていく日！食べすぎに注意しとかないとマンガのやつみたいなことになるで☆

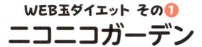

WEB玉ダイエット その❶ ニコニコガーデン

家庭菜園は家でできるので、疲れて外出したくない日でも大丈夫。
やることも水やり、肥料やり、草取りくらいで楽しいダイエット法。

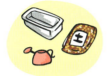 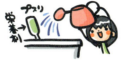

①買い物に行く。　　②育てる(水やり)。　③収穫♪
　2000円くらい　　　　変化が楽しい　　　育った感動

WEB玉ダイエット その❷ ニコニコクッキング

みんなでワイワイやることで、続けられるし
ガーデンの野菜達が中心なので、ヘルシー♪

 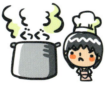 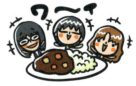

①収穫した野菜で　　②みんなで料理　　　③みんなでパーティ

ダイエットポイント　料理は適当でOK（なんなら野菜全部鍋に放り込んでゆでてコンソメやカレー、シチューの素でOK♪）

9 消化器

今日の玉運勢　♥♥♥♥♡　　総合点 80点
どれも文句なし！体動かしてタンパク質もしっかりとると吉☆ タンパク質ってどんな食材かわかるよな？

WEB玉クッキング

解剖生理学のいろいろな反応を簡単レシピで紹介♪

☆今日はいつも体を元気でさわやかに保つのに大切な料理です。

さわやかスッキリジュース（尿）

ボーコー学園大学　腎臓教授

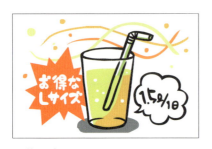

● 材料（3人前1.5ℓ）

血液　　　　　200ℓ/日

※キレイにこすため糸球体、尿細管を忘れずに準備！

● 作り方

①十分な血液を準備
（腎動脈より）

←色も変化

②❶を目の粗い糸球体の
ザルでこして血球や
タンパク質を取り除く

③❷を目の細かい尿細管
でていねいにこす

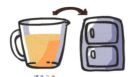

④❸を膀胱にためて
しばらく寝かせれば完成

**こうやって
ろ過されて尿が作られる**

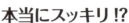

〈今日のレシピのポイント〉

本当にスッキリ!?

尿を作ると体は本当にスッキリ♪するからこのジュースが作れんとスッキリできずに人工透析になるで。めっちゃ苦しい治療の1つや！苦しいっていわれるのにそれでもやるんは、やらんともっと苦しいからや (-"-) でもめっちゃ気づきにくいから健康診断はちゃんと受けとくんやで☆

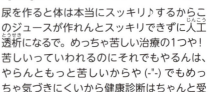

今日の玉運勢　　　　　　　　　　　　　　　　　　　　　　総合点　34点

金運サッパリ！よいことは少ないけど、悪いことも糸球体でろ過して除去すればましになるで♪

WEB玉クッキング

解剖生理学のいろいろな反応を簡単レシピで紹介♪

☆今日は生きる上で誰もが作る日常的な料理です。

生命のねり物（簡単にいうとう○こ）

消化器官産業大学　大腸教授

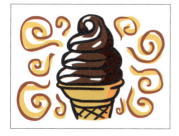

● 材料（1巻分）

食べもの	2食分
調味料（唾液・胃液・胆汁・膵液など）	3ℓ

● 作り方

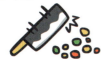

①まずは食べものを細かく粉砕する

②❶に唾液と胃液を混ぜ合わせる

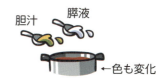

←色も変化

③❷にさらに胆汁や膵液を混ぜる

④灰汁をすくうように小腸で栄養をすくって取り出す

⑤残りを大腸で煮詰めて水分を飛ばすと完成

〈今日のレシピのポイント〉

キミのは何味？

お腹が悪いと水っぽくなるのは最後の水分飛ばしがしっかりできてないから。他にも色やにおいなどで体調がわかるんや♪

こうやって食べものから栄養と水分が抜かれ、う○こが作られる

今日の玉運勢　♥♥♥♥♥　総合点　69点

恋愛うんが最高♪ 金うんもついてるし、そこそこうんのある日やで！ うんの解説のページだしな(笑)

9 消化器

受験勉強は長期戦だから、疲れたら休め。
体調管理が大切やぞ！

Lesson 10

泌尿器

腎臓 …196

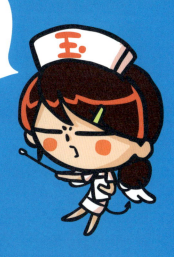

Lesson 10
腎臓

大切さ ★★
難しさ ★★★
ギャグ ★

体内のいらんもんを尿にするのが腎臓な。
アイドルはトイレ行かんとかいうけど、
それって**無尿症**って病気やで。

腎臓とは

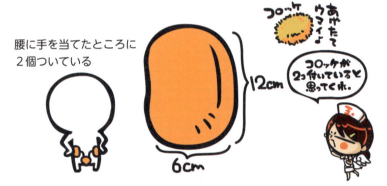

腰に手を当てたところに
2個ついている

12cm
6cm

あげたてウマイよ
コロッケ
コロッケが2つ付いていると思ってくれ。

腎臓の役割

腎臓は血液の中のいらないものだけを取り出して尿にする。

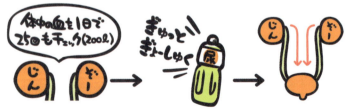

体中の血を1日で25回もチェック(200ℓ)

ぎゅっと！ぎょーしゅく

じん ぞー

①腎臓で血を
　チェック

②1.5ℓの尿にする

③膀胱にためて
　出す

今日の玉運勢   総合点 51点
まぁ無難な！たぶん1日何事もなくトイレも3回で1.5ℓくらいの尿が出るような普通の日やな☆

腎臓と4つの仕事

血液から**ネフロン**100万個でいらないもの(老廃物)を集めそれを**尿**にして出す。

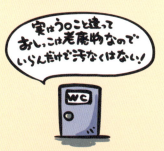

老廃物を出す

血圧が低い
(血管スカスカ)
↓
抗利尿（こうりにょう）

水分を尿のもとから再吸収し血管に戻す
↓
血圧が上がる
(ぎゅうぎゅうになる)

血圧の調節

腎臓は造血の応援をする**エリスロポエチン**を出す！失敗すると貧血になる。

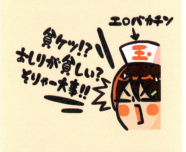

血液を作る応援

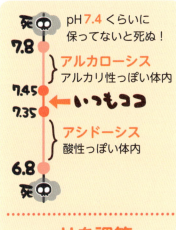

pH**7.4**くらいに保ってないと死ぬ！

アルカローシス
アルカリ性っぽい体内

7.45
7.35 ← いつもココ

アシドーシス
酸性っぽい体内

pHを調節

今日の玉運勢　 　総合点　23点

全部悪い！ でも諦めよう(笑) いい日もあれば悪い日もある☆ pHと一緒で運も調節されるもんや♪

10 泌尿器

《pH調節の失敗例》

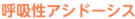

こんなときにアシドーシスやアルカローシスになるで。

💀 酸を吐き出せないとアシドーシス

おしっこできず酸を体外へ
出せないから酸がたまる
代謝性アシドーシス

呼吸でCO_2（酸）を体外へ
出せないから酸がたまる
呼吸性アシドーシス

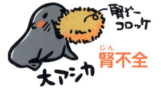

腎不全（じん）

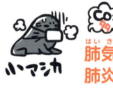

肺気腫（はいきしゅ）
肺炎

💀 酸を吐き出すとアルカローシス

胃酸を吐くと
そのぶん体内の酸が減る
代謝性アルカローシス

呼吸しすぎてCO_2（酸）を
捨てまくって体内の酸が減る
呼吸アルカローシス

嘔吐（おうと）

過呼吸

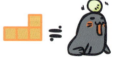

アシカとアザラシの違いは
アシカはテトリスの"L"ができるが
アザラシは"ー"しかできないんやで！

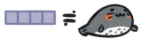

今日の玉運勢 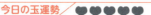 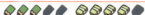 総合点 52点

恋愛運最悪(-"-) こんな日は勉強してさっさと寝るぞ！ お金もムダ遣いなくてたまるで☆

腎臓で血液をキレイにするしくみ

腎臓でいらないものを回収して尿を作ることで血をキレイにする。

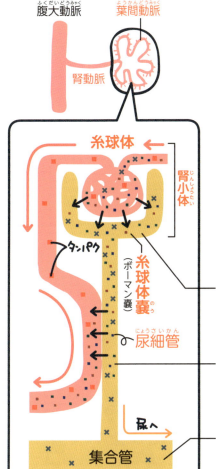

《尿の作り方》

①血液が腎臓へ来る

■=タンパク質
■■■=いろんな栄養
✗=ゴミ

このぐるぐるした血管が糸球体

②同じところをぐるぐる

まわってる間に毛細血管のすき間から粒がほぼ全て通り抜ける（■以外は毛細血管から出る）
※タンパク質だけはデカくて無理

③糸球体嚢で回収

通り抜けてきたものを全て糸球体嚢で回収（■■■✗）

④必要なものは返す

必要なものは尿細管を通るとき毛細血管に返す（✗だけにする）

⑤いらないものを尿に

いらないもの（✗）だけを集めて尿にする

ネフロン（腎単位）…これが腎臓に100万個ある

10 泌尿器

| 今日の玉運勢 | ♡♡♡♡♡ | 🥒🥒🥒🥒 | 🍙🍙●●● | 総合点 75点 |

恋愛運も勉強運もいい日♪ 腎単位で再吸収するように何度も復習して再吸収しろ！ さぁLesson10を復習☆

尿を出す（排尿）しくみ

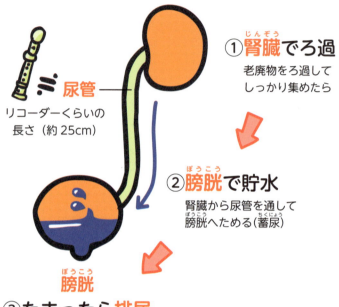

尿管
リコーダーくらいの
長さ（約25cm）

① **腎臓でろ過**
老廃物をろ過して
しっかり集めたら

② **膀胱で貯水**
腎臓から尿管を通して
膀胱へためる（蓄尿）

膀胱

③ **たまったら排尿**
※約 0.5〜1 ℓ でGO！

《**膀胱から体外へ出すまでの距離**》

膀胱から体外へ出すまでの距離は
男性のほうが長い。
ちなみに女性は距離が短いぶん、
細菌が入りやすい。細菌が入ると
膀胱炎になるから注意な！

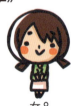

男♂ 15cm　女♀ 3cm

今日の玉運勢　　　　　　　　　　　総合点　89点
めちゃめちゃいい日♪ 今までの頑張りが膀胱にたまった尿のように結果となって排尿されるで\(`∀´)ノ

体内の管は笛!?

食道や尿管は、リコーダーに似ていて長さはおよそ25cm。リコーダーは、そのつなぎ目が汚れやすいが、食道や尿管も同じように3ヶ所傷つきやすいところがある！

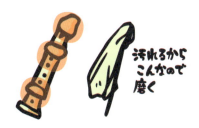
汚れるからこんなので磨く

食道　尿管

生理的狭窄部（きょうさくぶ）

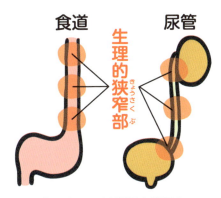

※丸のところは動脈や臓器とよく触れるところなので、ぶつけて傷がよくつく（ガンもできやすい）

科学的治療

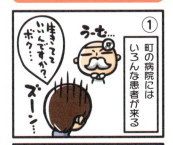
① 町の病院にはいろんな患者が来る
生きてていいんですか？ボク…
う〜む…
ズーン…

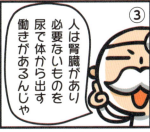
② そうだと本人が思い込んでいるため心の傷は感情的では治らないことが多い。そこで科学的理由で納得させてみる☆

③ 人は腎臓があり必要ないものを尿で体から出す働きがあるんじゃ

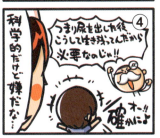
④ つまり尿を出した後こうして生き残ってるんだから必要なのじゃ!!
科学的だけど嫌だな…
確かによ

10 泌尿器

今日の玉運勢　 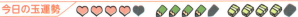　総合点 76点
どの運勢もマイナス1ずつって生理的狭窄部がある日！ 何か1つずつ問題が起きるのではΣ(゜□゜;)

本を育てることは脳みそを育てること。
復習・予習をサボったら損やで！

Lesson 11

生殖器

受精 …204
出産 …210

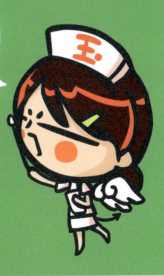

Lesson 11
受精

大切さ ★
難しさ ★★
ギャグ ★★★

子作り（受精）には男性器とそこで作られる精子、女性器とそこで作られる卵子が必要や！

男性器とは

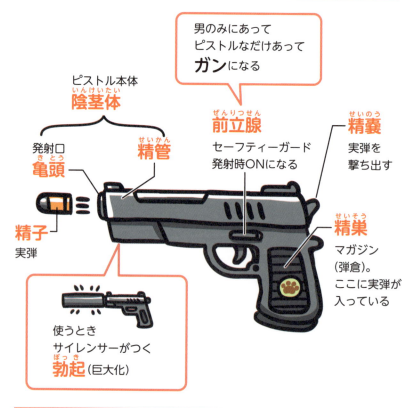

ピストル本体
陰茎体（いんけいたい）

発射口
亀頭（きとう）

精管（せいかん）

精子
実弾

男のみにあって
ピストルなだけあって
ガンになる

前立腺（ぜんりつせん）
セーフティーガード
発射時ONになる

精嚢（せいのう）
実弾を撃ち出す

精巣（せいそう）
マガジン（弾倉）。ここに実弾が入っている

使うとき
サイレンサーがつく
勃起（ぼっき）（巨大化）

今日の玉運勢　　　総合点　94点
行け行けドンドンな♪ こんな日は何してもいいけどハメは外しすぎるなよ！ エロい意味じゃなくてな（笑）

204

精子（実弾）を撃ち出す流れ

精子はいずれ命になるわけだから、結構しっかり作られてるねん！
ちなみに撃ち出すまでに6mも進ませるのは、その間に次が準備できるから♪

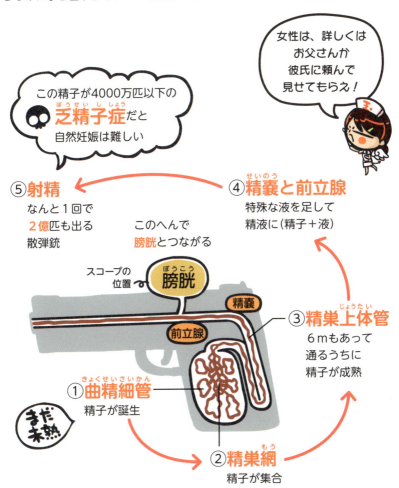

今日の玉運勢　　　　　　　　　　　総合点　72点
勉強運と金運がいい日♪ しっかり勉強すれば後々お金持ちになりそうな日！ 未来に向かってガンバ☆

精子（実弾）の作り方

①元になる細胞を用意

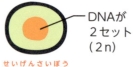

DNAが2セット（2n）

精原細胞
（2n）

オレらの細胞は
父母から1セットのDNA
（※難しい言葉で2n）を
もらって、合わせて2セットの
DNAが入っている！

DNAをコピーしたり
分裂をくり返したりして……

> 普通の細胞のDNAは
> 2セット（2n）なので
> 受精して合体したとき
> 2セット（2n）になるように
> 精子も卵子も
> 1セット（1n）にDNAを
> 減らすんや。
> これが**減数分裂**な。

②精子（1n）4匹誕生
（シンプルで小さいから大量生産が可能♪）
1日**5千万匹**、一生で**1兆匹**

DNAが1セット（1n）

精子
（1n）

精子は大切なDNAと足を
付けただけのシンプルさ。
だから大量生産ができて
2億匹のどれかが卵に届くんや！

今日の玉運勢 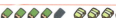 　総合点　54点

いつにも増して恋愛が下降気味！ でも精子みたいに数撃ってたらダメや!! 大事に一途な♪

206

女性器とは

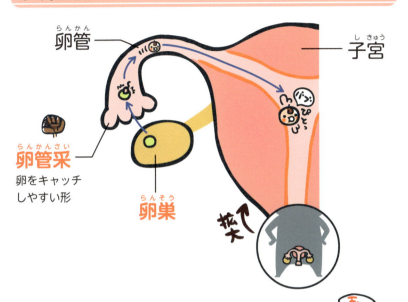

卵管
子宮
卵管采
卵をキャッチしやすい形
卵巣

Q. 月経て何？
A. 子宮の中をつねにおしゃれに保つためのもの！

年頃になると、いつ彼氏が遊びに来てもいいように部屋をキレイにしとくやろ？ それと同じで、子宮も年頃（子供を産める年齢）になると、いつ精子が来てもいいように子宮内膜を月１で模様変えしてるんや！
女子はおしゃれに敏感やな～♪

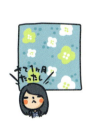
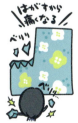
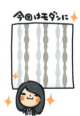

11 生殖器

今日の玉運勢   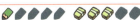　総合点　35点
そんなによくない！ そんな日は勉強に限る！！ 知識は一生モンで未来で金に変わる(-∀-)ノ

卵子の作り方

①元になる細胞を用意

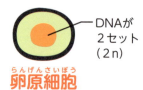

卵原細胞
（2n）

卵子の元の細胞も精子と同じく
2セット（2n）のDNAが
入っている！

DNAをコピーしたり
分裂をくり返したりして……

卵子の場合も1セット（n）に
なるよう減数分裂する！

② 1個の成長に力を注いで
残り3個は**退化**（死ぬ）
※じっくりていねいに数量限定生産

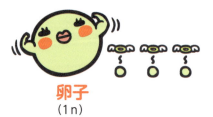

卵子
（1n）

でも精子はDNAしか持ってない。
そこで卵は、受精した後に
必要なものを全て準備する！
だから卵子は精子と
同じように4個できるけど、
1個に力を注いで
残り3個は退化するんや！
※人間は一度に4個なんて
　受精卵を育てられんからな。

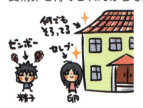

今日の玉運勢　　　　　総合点　34点
金運だけだけど卵のように1個に絞って過ごせばいいことあるで!!

208

男女の性器の作りは象に似てる!?

男は**体外**、女は**体内**ってだけで形は似てる！

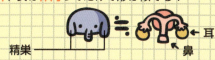

精巣 ─── 男　　女 ← 耳　↙鼻

精子を作る　　卵子を作る

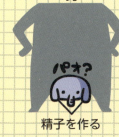
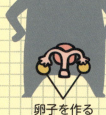

男性器はなぜ外にある!?

精子はそもそも熱に弱い！
それで**精巣**（象の耳）を外に
出してさらにそこを伸び縮み
させて温度を調節する。

《熱いとき》　《寒いとき》

（図はイメージ）

11 生殖器

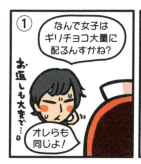

① なんで女子はギリチョコ大量に配るんすかね？
お返しも大変で…
オレらも同じよ！

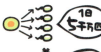
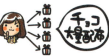

② 自分から攻める側はどれか当たるようにしょぼいのを沢山作る
1日5千万匹
チョコ大量配布

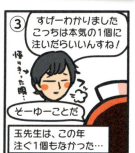

③ すげーわかりました こっちは本気の1個に注いだらいいんすね！
帰りきった顔…
そーゆーことだ
玉先生は、この年注ぐ1個もなかった…

今日の玉運勢 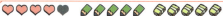 総合点 94点
すこぶる絶好調♪ こんな日はそれこそ月に1回もないぞ！ 大事にしろよ(-∀-)ノ

Lesson 11

出産

大切さ ★★★
難しさ ★
ギャグ ★★★

精子と卵が出会って見事に受精できたら子供ができるねん！
そこから出産まではホルモンが関係してくるで！

受精の流れ

卵子は排卵してすぐのところで精子を待つ。
受精は「生(精)を受ける」というだけあるな。

卵管の途中とかで着陸しちゃうと
子宮外妊娠(異所性妊娠)
※しかもほぼスタート地点の
卵管膨大部に多い

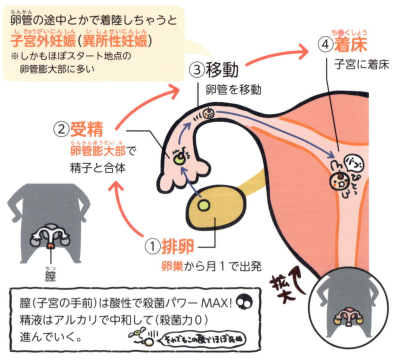

③ **移動**
卵管を移動

④ **着床**
子宮に着床

② **受精**
卵管膨大部で
精子と合体

① **排卵**
卵巣から月1で出発

膣

膣(子宮の手前)は酸性で殺菌パワーMAX! ☠
精液はアルカリで中和して(殺菌力0)
進んでいく。

それでもこの酸でほぼ死ぬ

今日の玉運勢   総合点 40点
どれもじみ〜に低い！でも悪いことがあっても叫んじゃアカンで！「ちゃっくしょ〜〜〜〜〜！！」

受精卵の成長

受精卵は

① 細胞分裂しつつ
　3グループに分化

　外胚葉
　中胚葉
　内胚葉

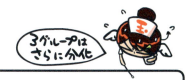

外胚葉は外側

皮膚とか神経
（表皮・毛・爪・
内耳・網膜・
乳腺・脳）

② 1ヶ月でオタマジャクシ

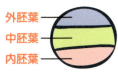

中胚葉は中身

骨と筋肉
（骨・骨格筋・
血管・血液・
心臓）

③ 3ヶ月だとほぼ赤ちゃん

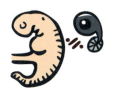

10cm

内胚葉は内側

内臓全部
（気管・肺・胃・
肝臓・膵臓・
小腸・大腸・
膀胱・尿道）

約10ヶ月で出産

11 生殖器

今日の玉運勢　♡♡❤❤❤　🍵🍵🍵🍵🍙　🍙🍙🍙❤❤　　総合点 65点
恋愛運が低いけど負けるな！ 受精卵だって生まれるまで試練ばかりや！！

211

出産までの母体

胎盤（たいばん）

出産は母体も赤ちゃんも大切。そこで両方をつなぐ胎盤が出産まで指示を出す。

状態	胎盤からの指示	母体の様子
妊娠中	巨乳になる!? セクシーホルモン **エストロゲン プロゲステロン**（胎盤）	乳腺（にゅうせん）が発達 ナイスE乳！
出産間近	そろそろ産むぞ **副腎皮質（ふくじんひしつ）刺激ホルモン**（胎盤）	副腎がDHEASを出す／血中エストロゲン↑／発射準備／うーん／DHEAS…デヒドロエピアンドロステロンの略称
出産開始	**エストロゲン**と**プロゲステロン**はもう出さん（出産）ぞ ※出産で一緒に旅立つ （胎盤 今まで世話になったな…）	12時間の陣痛（じんつう） 3時間の出産 セクシーホルモンSTOP 母乳が出る代わり半年は月経・排卵がない

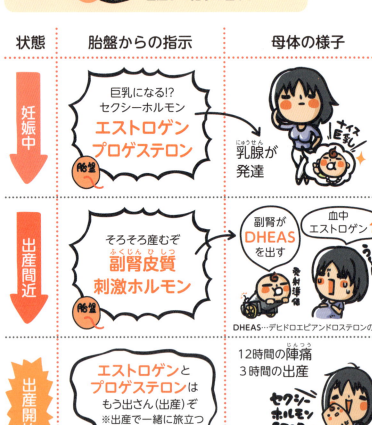

今日の玉運勢 ♥♥♥♥♥ 🟢🟢🟢🟢🟢 💴💴⚫⚫⚫　総合点　72点

恋愛運が高い日！ 若さもエストロゲンとかと同様いつか終わりがくるから、あるときに使っとけよ☆

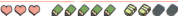

受精と女性ホルモン

受精には女性ホルモンが大きく関係してるんや！

セクシーホルモン
エストロゲン

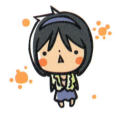

17β-エストラジオール
エストロン
エストリオール
など

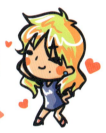

女性ホルモンの働きで、胸が大きくなるなど女性らしい体型になる

そして相手ができて受精すると

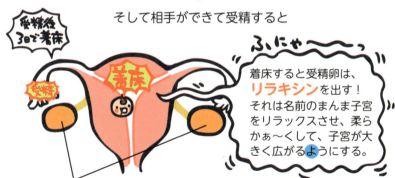

着床すると受精卵は、**リラキシン**を出す！それは名前のまんま子宮をリラックスさせ、柔らかぁ〜くして、子宮が大きく広がるようにする。

※卵巣は妊娠**6週**までは大切！

11 生殖器

今日の玉運勢　 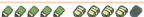　総合点　61点

恋愛運がない日！ セクシーホルモンのページなのに皮肉なもんだな♪ だからこのページは完璧にな！

スゴイ確率

オレらの身近な確率な。みんなはどれか当たったことあるか？
オレらは生まれるだけでスゴイ確率を乗り越えてるねん♪

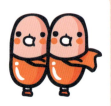

1卵性双生児の確率
300分の1

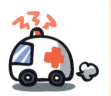

1年で
救急車に乗る確率
3000分の1

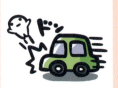

1年で
事故にあう確率
1万分の1

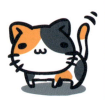

三毛猫のオス
10万分の1

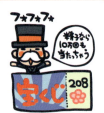

ジャンボ宝くじ
1000万分の1

精子の選ばれる確率
1兆分の1

オレらは1兆分の1の精子から生まれて、
昔と違って戦争もなく薬もあって教育も受けられる。
みんなは現代の先進国で安全性も高い日本に生まれて、
そしてこんなアホなギャグの本を買う余裕がある。
命を狙われてた徳川家康よりも、もっと幸せで超幸運や♪
そんな今を大切に楽しんで生きるんよ！

今日の玉運勢　♥♥♥♥🖤　🥒🥒🥒🥒🥒　🍘🍘🍘🖤🖤　　総合点　81点
点数以上に運があふれ出る日！ みんなと過ごしてみんなに運を分けろ♪ 独り占めはダメやで☆

《出産後に起きる問題》

ホルモンとか生物の生存本能のせいで、
必ずないけどどーしても起きやすくなる現象！

> こいつらは生物の本能で起きやすいことやから、しょーがないねん。それを知って2人で気をつけるんやで！

旦那が知っておくこと

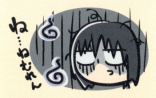

嫁がスーパー寝不足
夜泣きとかでとにかく寝られず心も体もつらくなる。
1人はアカン。親を頼ろう！ここで他人に任せると、いつか自分の子離れにも役立つ♪

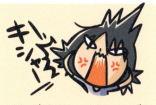

嫁が育児ノイローゼ
これもめっちゃよくある！でも子供って結構丈夫♪たいがい元気に育つから「こうじゃなきゃ」とか決めない。気楽に行こう☆

嫁が知っておくこと

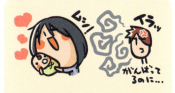

旦那が子供ギライ
子供が可愛いってのはわかる！でも時に、旦那は嫁を取られたと敵対心を持つことも!?そやから旦那を愛するほど旦那も一緒に子供を愛してくれる♪

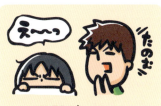

旦那がエロイ
男はたまると本能でどーしてもエロくなるんや。女性の月経と同じ受精の準備。相手をするか大人の店を認めたりしてあげて。我慢さすのはNG。離婚のもとやぞ！

11 生殖器

今日の玉運勢　 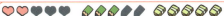　総合点　68点

金運がめっちゃいい♪ でもその金も使い方次第だから数字にばっかりとらわれるなよ！

215

WEB玉クッキング

解剖生理学のいろいろな反応を簡単レシピで紹介♪

☆今日は安くて大量にできる男性向けの料理です。

魚介トンコツラーメン(精子)

精巣体育大学栄養学科　玉袋教授

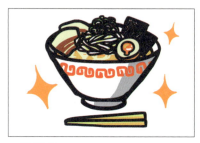

● 材料（1回分3cc）

精原細胞（せいげんさいぼう）	5000万匹分
前立腺液（ぜんりつせんえき）	1cc
精嚢液（せいのうえき）	2cc

● 作り方

①精原細胞を育てて4つにする

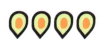

②余分なものを徹底してそぎ落とす

③❷を1本1本細く長く伸ばす

前立腺液　　精嚢液

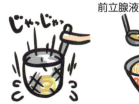

④❸を毎日休まず5000万匹作る

⑤最後にスープを加えて完成！

体内ではこうやって精液が作られる

〈今日のポイント〉

こだわりスープ

精液は精子を麺にした前立腺液と精嚢液のWスープのラーメンや☆その比率も3：7ってこだわりがあるねん♪賞味期限もあるし、ラーメンそっくりや！

今日の玉運勢　 　総合点　14点

どれもイマイチ！でも全部合わせればそこそこなんとかなる♪ 精子も2億匹で受精できるやろ？

WEB玉クッキング

解剖生理学のいろいろな反応を簡単レシピで紹介♪

☆今日はこだわりいっぱいで繊細な女性向けの料理です。

栄養たっぷりDNAのせシューマイ（卵子）

受精女子大学食物科　卵巣教授

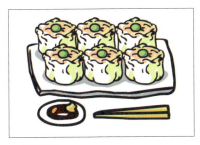

● 材料（1人前6個分）

卵原細胞（らんげんさいぼう）	6個
栄養	100g
透明帯（とうめいたい）	6枚

● 作り方

①卵原細胞からできた4つの中の一番大きいものだけ使う

②❶から取り出したDNAを、たっぷり丸めた栄養の中心に置く

③❷を透明帯の皮で包む

精子がラーメン、卵子がシューマイって相性バッチリ♪ そら受精もするわけやな。

〈今日のレシピのポイント〉

シューマイはポン酢で!?

シューマイ食べるときって、基本的にはポン酢つけて食べるやろ？ 卵も周りはポン酢と同様、酸性やねん！ これでたぶんおいしさをUPさせて精子を呼んでるんやけど、それだけでなく、なんとその酸でバイ菌を殺して清潔にするんや♪

今日の玉運勢　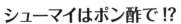　総合点　72点

結構いいぞ♪ さてこの運勢を今日は何に使う？ 使いどころは卵子と同じ1つだけだぞ！ 1つに絞れ!!

11 生殖器

Lesson 12

免疫

免疫機能 …220

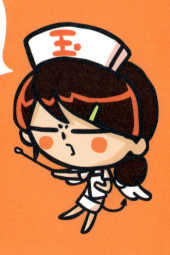

Lesson 12

免疫機能

大切さ ★★★
難しさ ★★★
ギャグ ★★

 オレらは死ぬとすぐ腐る（1週間とかでヤバい）！ほんでも生きてる間そうならへんのは、免疫機能が つねに体をバイ菌から守ってくれてるからやねん。

免疫とは

人は死ぬとすぐ腐るくらい、周りはめっちゃバイ菌でいっぱい！

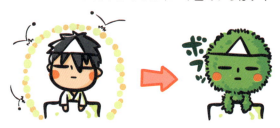

こうならないために
生きている人だけが持つバイ菌を抑え込む機能が免疫や☆

非特異的生体防御

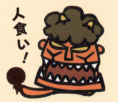

食作用で、入ってきたバイ菌を手当たり次第に食ったり追い出す！

特異的生体防御

抗原抗体反応で、ある決まった相手（得意な相手）を狙って抑え込む！

今日の玉運勢　 　総合点　3点
3点ってほぼないに等しい（笑）たぶん生体防御もきかんで病気になるから手洗い・うがいやっとけ！

220

《免疫に関する病気》

アレルギー
免疫でバイ菌を過剰に
追い出そうとする

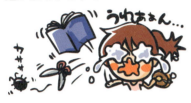

ゴキブリを見つけたら、
異常に外に出そうとするやろ？

エイズ（AIDS）
免疫細胞が減る、HIVで
発症する病気

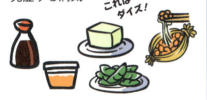

免疫をサボらすから、とにかく
いろんな病気にかかりやすくなる

エイズは怖い病気だから、
相手のことをよく考えて
しっかり予防対策
するんやで☆

邪をはらう

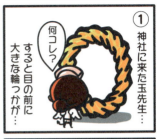

① 神社に来た玉先生…
すると目の前に大きな輪っかが…
何コレ？

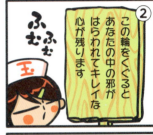

② この輪をくぐるとあなたの中の邪がはらわれてキレイな心が残ります
ふむふむ

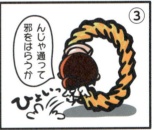

③ んじゃ通って邪をはらうか
ひょいっ

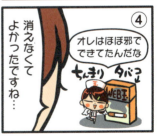

④ 消えなくてよかったですね…
オレはほぼ邪でできてたんだな

今日の玉運勢 ☠☠☠☠☠☠ ☠☠☠☠☠☠ ☠☠☠☠☠☠ 総合点 −100点
とんでもない日だぞ！悪いことが悪いことを呼び過剰にアレルギーのように悪いことばっかり。。。乗り切れ！

12 免疫

免疫機能のしくみ

体の免疫は家に虫が入らんようにするのと同じ。まずは非特異的生体防御が対応。ヨメの役割。

《体にバイ菌》 　　　 例《家にゴキブリ》

まず皮膚でガード 　　　 まず家でガード

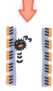 　　　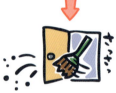

入りそうなら
粘膜や線毛、くしゃみで外へ 　　　 入りそうなら
ホウキとかで外へ

白血球 {
 単球 マクロファージ
好中球 ミクロファージ
NK細胞
}

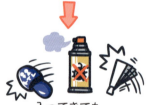

入ってきても
白血球がボコボコに 　　　 入ってきても
道具でボコボコに

さらに体に
バイ菌が出たと教える 　　　 さらに旦那に
ゴキブリが出たと教える

今日の玉運勢   総合点 57点

恋愛運と金運がすごくいい♪ 特に免疫のように悪いもんを入れなければめっちゃいい日になるで☆

ここからは特異的生体防御の役目。
ヨメに教えてもらった旦那が
相手(虫)にあわせていろいろ対応する。

《体にバイ菌》　　　　例《家に虫》

 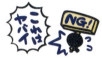　　

サプレッサー　　ヘルパーT細胞　　　終了　　　対策開始
T細胞　　　　　対策開始
終了

白血球の一種
キラーT細胞
(体育会系のT)
が力技で倒したり

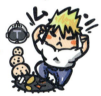

　　　　　　　　　　　　　　　力技で
　　　　　　　　　　　　　　　殺したり

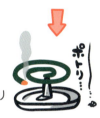

白血球の一種
B細胞
(文化系のB)が
作る抗体が
相手を包んで
悪さできなくする
(抗原抗体反応)

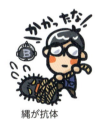
縄が抗体

相手を捕まえて
悪さできなくする

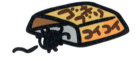

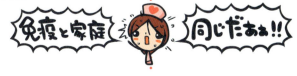
免疫と家庭　同じだぁぁ!!

今日の玉運勢　 　総合点　28点
悪い日! こんな悪い日にお前がやる対策はやっつけるT細胞タイプ? 悪さささせないB細胞タイプ?

223

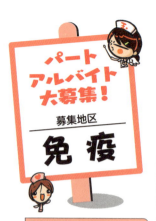

パートアルバイト大募集！
募集地区
免疫

体中の国道から県道まで

名　称	単球
支給品等	警棒
必要資格	武道有段者
仕事内容	体にバイ菌が入ったら、速攻で来てバイ菌を攻撃して体を守る常駐の警備員です。

体中の国道から県道まで

名　称	好中球
支給品等	警棒
必要資格	武道有段者
仕事内容	体にバイ菌が入ったら、速攻で来てバイ菌を攻撃して体を守る常駐の警備員です。

体中の国道から県道まで

名　称	NK細胞
支給品等	警棒
必要資格	武道有段者
仕事内容	体にバイ菌が入ったら、速攻で来てバイ菌を攻撃して体を守る常駐の警備員です。

体中の国道から県道まで

名　称	サプレッサーT細胞
支給品等	OKの看板
必要資格	特になし
仕事内容	体が元気なときにOK看板を持っている仕事です。カラオケ屋の看板バイトと同じです。

体中の国道から県道まで

名　称	ヘルパーT細胞
支給品等	NGの看板
必要資格	特になし
仕事内容	体がヤバイときにNG看板を持っている仕事です。カラオケ屋の看板バイトと同じです。

体中の国道から県道まで

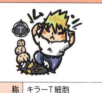

名　称	キラーT細胞
支給品等	白のTシャツ
必要資格	体力に自信のある方
仕事内容	バイ菌に対して、筋肉で攻めて倒して体の健康を守る仕事です。

体中の国道から県道まで

名　称	B細胞
支給品等	縛るためのロープ
必要資格	偏差値65以上
仕事内容	バイ菌に対して、知的に攻めて捕まえて体の健康を守る仕事です。

インターネットの中

名　称	玉先生
支給品等	ノートパソコン
必要資格	特に必要なし
仕事内容	1日中へんてこなアニメを作って公開してる変態。親父ギャグをよく言う。

今日の玉運勢　♥♥♥♥♥　　　　　　　　　　総合点　94点
めっちゃいい日♪ こんな日は復習しよ！ Lesson12丸ごとやったれヽ(´∀`)ノ

WEB玉新聞

免疫農業、バイ菌学園に逆転優勝!!

甲子園決勝でまさかの大逆転

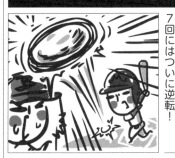

免疫は最初はがむしゃらに、ただただ相手を食べる食作用しかできないため、全力で攻撃し3点を先制！
しかし常連のバイ菌学園はそれでもしぶとく耐えるとじりじりと点を加えていき7回にはついに逆転！

これで勝負が決まったかに思えたが1点差でむかえた9回裏、ランナー2塁1打同点の場面で、代打の秘密兵器「抗体」に交代。球場は静まり返った。

高校3年間を耐えに耐えスタメンになれず、いつもあとから代打で出る抗原は、チャンスが来るまでじっと仲間を信じ耐えて、相手を研究していた。

そして1球目。外角へと投じられたボールはミットへおさまることなく場外へ消えていきその瞬間、免疫農業の初優勝が決まったのである。

失敗を乗り越えて…

人はよく失敗をするものですが、それは恥ずかしいことではなく、どんな生物もみんなそうやって生きてきました。時代は変わり環境も変わるので時代が変わるたびに失敗し、それから学んで自分を変えていくのです。

免疫もそれと同じように1度突破されたバイ菌には失敗から学んで、2度と突破されないようにするのです。

WEB玉新聞

発行者 WEB玉塾 玉先生

「良く食べて寝る」のが体調には一番♪

体は免疫がバイ菌から守ってくれる。でも、それに頼ってはダメじゃ。バイ菌に襲われないよう予防しながら、襲われてもいいよう体調を管理する。
それにはよく食べてよく寝るのが一番。体力さえあれば人は結構強いもんなんじゃ。

Dr.エロモト

---

12 免疫

誰でも夢を追えるネット塾
WEB玉塾

ネットで「WEB玉」と検索すればすぐにHPに！
※登録も費用も広告もないので安心です♪
HP http://www.webtamajuku.com/
Mail webtamajuku@yahoo.co.jp

今日の玉運勢　♥♥♥♥♥　♦♦♦♦♦　●●●●●　　総合点　?点
勉強運だけ！ あとはお前の頑張りで何点になるか決まるで(-∀-)ノ お前の気持ちの勝負やで♪

自分の夢を絶対につかむんやで！

巻末付録
4列クイズ

> 4列クイズの
>   使い方 …228
> 問題 …230

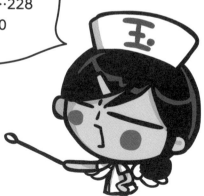

4列クイズの使い方

4列のうち 1列隠せ！ それが答えだ！

勉強お疲れ！
ここからは、これまで学んだ知識を
さらに脳みそに刻んで自分のモノに
していくで！
次ページをめくると
見たことないシートかもしれん。
まずは1番左の1列を隠せ！
（カバーの袖を使うと便利やで）
残りの3つの語句から、
隠している1つの語句を当てるんや。
そうすることで、他の語句との
関係性をおさえていけるで。
その関係性がわからんときは、
右ページに答えが載っているから
それを読んだらわかるわ。
そうやっていっぱい繰り返して
知識を自分のものにしていってな。

慣れたら他の列で！

一番左の列をマスターしたからいう
て安心したらアカンで。
他の列を隠してうまいことやれる
まで何度も繰り返して頑張るんや♪

《初級編》

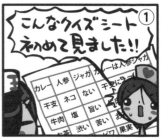

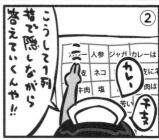

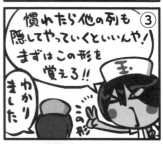

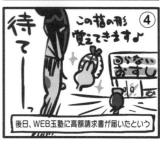

上級者は2列にも挑戦！

どの列でも右ページの文章が
答えられるようになったら、
今度は2列隠しに挑戦してみ！
うまいことやれるようになったら
解剖生理学を
マスターしているはずやで。

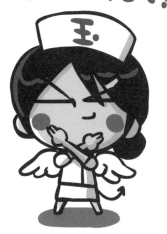

《上級編》

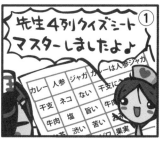

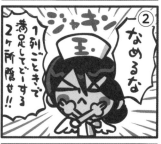

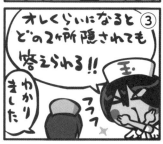

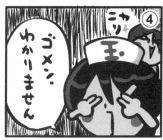

隠して覚えよう

人体	水が60%	細胞の数	37兆個
核	DNAを持つ	染色体	核孔
細胞小器官	ミトコンドリア	小胞体	ゴルジ体
ミトコンドリア	酸素でATPを作る	内膜がひだ状	表面積を広げる
散らばって均一	受動輸送	あえて不均一	能動輸送
上皮組織	支持組織	筋組織	神経組織
上皮組織	体を守る	すき間なく	皮膚や毛、爪
支持組織	硬骨と軟骨	膠原線維	脂肪細胞
筋組織	骨格筋	心筋	平滑筋
骨格筋	横縞	横紋筋	随意筋
神経組織	感覚神経	中枢神経	運動神経
黄疸	全身が黄色	結膜	胆汁の排泄が悪い
酸素不足	指先や唇	紫色	チアノーゼ
アポクリン腺	汗腺	瞼や腋にある	タンパク質系
エクリン腺	汗腺	全身にある	塩水系
漿膜	臓器を包む	こすれ合わない	ぬるぬるしている

→ 人体は水が60%を占めていて細胞の数はなんと37兆個もある！	**L1** 細胞のしくみ
→ 核にはDNAを持つ染色体が入っていて核孔からコピーを出して使う☆	
→ 細胞小器官にはミトコンドリアや小胞体、ゴルジ体があるで♪	
→ ミトコンドリアは酸素でATPをたくさん作れるよう内膜がひだ状で表面積を広げている☆	
→ 散らばって均一になるのが受動輸送、あえて不均一にするのが能動輸送や！	
→ 人体には上皮組織、支持組織、筋組織、神経組織の4つの組織がある！	**L1** 組織
→ 上皮組織は体を守るためにすき間なく細胞が並んでいる。主に皮膚や毛、爪がこれな☆	
→ 支持組織は体を支える組織で、硬骨や軟骨、膠原線維、脂肪細胞がこれ☆	
→ 筋組織は主に3つで、骨格筋、心筋、平滑筋があるで♪	
→ 骨格筋は横縞の付いている横紋筋でできていて脳で指示できる随意筋や！	
→ 神経組織には感じる感覚神経、伝え考える中枢神経、それで動かす運動神経がある☆	
→ 黄疸というのは全身が黄色になる症状で目の結膜で確認する！ 黄色いと胆汁の排泄が悪い！	**L2** 皮膚
→ 酸素不足になると指先や唇が紫色になる！ これがチアノーゼな☆	
→ アポクリン腺は汗腺の一種で、瞼や腋にあってタンパク質系のくさい汗を出す！	
→ エクリン腺は汗腺の一種で、全身にあって塩水系のにおわない汗を出す！	
→ 漿膜は臓器を包む膜やけどこすれ合わないようぬるぬるしている♪	**L2** 体内の膜

臓側漿膜	心嚢膜	胸膜	腹膜
粘膜	外とつながっている	呼吸器や消化器	粘膜上皮が違う
髄膜	軟膜	クモ膜	硬膜
核心温度	口は−0.5℃	腋は−0.7℃	お尻は同じ
血液の液体部分	血漿	透明な液体	栄養やCO$_2$
赤血球	ヘモグロビン	酸素を運ぶ	核がない
赤血球	ヘマトクリット	多いと多血症	少ないと貧血
白血球	8000個	外敵退治	免疫
血小板	30万個	フィブリン	止血する
血栓	血のかたまり	塞栓	脂肪や空気など
左心室から	体循環	栄養	老廃物
右心室から	肺循環	酸素	CO$_2$
肺から帰ってきた	左心房から左心室	2枚扉	僧帽弁
体から帰ってきた	右心房から右心室	3枚扉	三尖弁
大動脈弓	腕頭動脈	総頸動脈	鎖骨下動脈
門脈	小腸から	肝臓へ	寄り道する血管

		L2
→	臓側漿膜には心臓の心嚢膜、胸の胸膜、お腹の腹膜の3つがある！	体内の膜
→	粘膜ってのは外とつながっている呼吸器や消化器のところにある☆ 用途で粘膜上皮が違うで♪	
→	髄膜には内側から軟膜、クモ膜、硬膜がある！ プレゼント包装と同じ！	
→	核心温度は体内の常に一定の温度で、口の中は−0.5℃、腋は−0.7℃、お尻は同じや☆	**L2** 体温
→	血液の液体部分は血漿いう透明な液体で（赤く見えるのは赤血球の色）、栄養やCO_2を運ぶ！	**L3** 血液
→	赤血球はヘモグロビンっていう酸素専用の手を持っていて酸素を運ぶ！ 核がない(-_-)	
→	血液中の赤血球の体積の割合がヘマトクリットで、多すぎたら多血症、少なすぎたら貧血でどっちもよくないんや…	
→	白血球は1μℓ中に8000個くらいで外敵退治が専門！ 免疫機能はコイツが主役☆	
→	血小板は1μℓ中に30万個くらい入っていて出血時に傷に集まってふさぎ、しあげにフィブリンで止血する♪	
→	血栓は血のかたまりが詰まること、塞栓は脂肪、空気などで詰まること（即、栓になる)！	
→	左心室から体に行く体循環では栄養をわたして老廃物を持ち帰ってくる！	**L3** 心臓
→	右心室から体に行く肺循環では酸素をもらってCO_2を捨ててくる！	
→	肺から帰ってきた血液は左心房から左心室に行く途中、2枚扉の僧帽弁を通る！	
→	体から帰ってきた血液は右心房から右心室に行く途中、3枚扉の三尖弁を通る！	
→	大動脈弓からは腕頭動脈、総頸動脈、鎖骨下動脈の3本の血管が出ている☆	
→	門脈は、小腸から心臓へ行く前に肝臓へ寄り道する血管や♪	**L3** 血管

肝臓	血液	ブドウ糖	グリコーゲン
胎盤	臍帯	臍静脈	酸素と栄養
お腹の赤ちゃん	卵円孔	動脈管	生まれたら閉じる
血圧が上がる	塩分	肥満	ストレス
腎臓	2つある	水分量を調節	体液性調節
血圧	延髄	圧受容器	神経性調節
動脈硬化	脳卒中	狭心症	心筋梗塞
リンパ球	白血球の一種	免疫システム	外敵を退治
リンパ管	静脈角	弁がある	乳糜槽やリンパ節
グリア細胞	中枢神経	サポートする	4種類ある
伝導	神経	情報	跳躍伝導
伝達	神経と神経の間	シナプス（すき間）	物質で伝わる
反射	ヤバイとき	脊髄で指示	後から伝わる
灰白質	大脳の外側	考える部分	シワで表面積
前頭葉	おでこの部分	人格	思考
脳幹	中脳	橋	延髄

→ 肝臓は血液中のブドウ糖をグリコーゲンにして蓄える！	**L3**	血管
→ 胎盤とお腹の赤ちゃんは臍帯でつながっていて臍静脈（動脈じゃない）から酸素と栄養をもらう♪	**L3**	胎児循環
→ お腹の赤ちゃんの頃には卵円孔と動脈管があって、生まれたら閉じるんや☆		
→ 血圧が上がる原因には加齢以外に、塩分の取りすぎや肥満、ストレスがある！	**L3**	血圧
→ 腎臓は体内に２つあって水分量を調節する体液性調節をして血圧が安定♪		
→ 血圧は延髄が圧受容器で変化を感知し、心臓に指示を出す「神経性調節」で整える♪		
→ 動脈硬化が進むと、脳卒中や狭心症、心筋梗塞なんかのリスクが増えるで！		
→ リンパ球は白血球の一種で、免疫システムを作って外敵を退治する♪	**L3**	リンパ
→ リンパ管は静脈角で血管に合流！ あと弁があったり乳糜槽やリンパ節もある☆		
→ グリア細胞は中枢神経をサポートしている☆ ４種類おるんやで！	**L4**	神経
→ 伝導は神経が情報を電気的しくみで伝える方法で、跳躍伝導というマジックで超（跳）高速化！		
→ 伝達は神経と神経の間のシナプス（すき間）で、情報を物質を使って伝える方法や☆		
→ 反射はとにかくヤバイときに脊髄の指示で動くこと！ 脳には後から伝わる☆		
→ 灰白質は大脳の外側の考える部分で、シワで表面積を増やしている♪	**L4**	中枢神経
→ 前頭葉はおでこ部分の脳で人格や思考とかはここな(・∀・)		
→ 脳幹は中脳と橋と延髄の３つに分解できるんやで☆		

235

間脳	水分・体温	摂食	ホメオスタシス
小脳	大脳の後ろ	運動に影響	平衡(バランス)
体性神経	感覚や運動	自律神経	交感・副交感
交感神経	ノルアドレナリン	体を元気にする	立毛筋
順応	錯覚	幻覚	侵害刺激
虹彩	光の量を調節	水晶体	ピントを合わせる
白内障	水晶体の病気	緑内障	眼圧の病気
盲点	視神経	網膜がない	見えない
半規管	体の回転	前庭	体の傾き
耳の病気	伝音性難聴	感音性難聴	中耳炎、めまい
JCS	意識	悪くなる	ケタ
JCS	Iの失禁	Rの不穏	Aの自発性喪失
ホルモン	内分泌腺	タンパクと結合	標的細胞
視床	脳下垂体前葉	脳下垂体後葉	松果体
脳下垂体前葉	成長ホルモン	プロラクチン	βエンドルフィン
脳下垂体後葉	脳下垂体っぽい	バソプレシン	オキシトシン

内容	区分
間脳は水分・体温や摂食をコントロールしてホメオスタシスを支える！	L4 中枢神経
小脳は大脳の後ろにあって運動に影響し、平衡（バランス）を調節する機能を持つ！	
体性神経は感覚や運動の神経で自律神経はホメオタシスの交感神経や副交感神経な！	L4 末梢神経と自律神経
交感神経はノルアドレナリンで体を元気にする！ 立毛筋はこいつだけ☆	
目は普通に伝える以外に順応や錯覚、幻覚、侵害刺激みたいなことがある！	L5 感覚器・視覚
目にある虹彩は光の量を調節して、水晶体はピントを合わせる(ΦvΦ)	
白内障は水晶体の病気で、緑内障は眼圧の病気やから注意な☆	
盲点は視神経が眼球内から出ていく場所で、網膜がないところやから見えないんや(*Д*)	
耳の奥にある半規管は体の回転を調べていて前庭は体の傾きを調べてくれる♪	L5 音の感覚器
耳の病気には伝音性難聴、感音性難聴、中耳炎、めまいがある！	
JCSでは意識が悪くなる順にケタが増える☆	L5 JCS
JCSには他にも、Iの失禁、Rの不穏、Aの自発性喪失なんてのもある！	
ホルモンは内分泌腺から出てタンパクと結合して運ばれ、標的細胞に届く！	L6 ホルモン
視床には脳下垂体前葉、脳下垂体後葉、松果体ってのがある(・∀・)ノ	
脳下垂体前葉からは成長ホルモン、プロラクチン、βエンドルフィンが出る！ 国試を受けるやつはACTHも調べろ！	
脳下垂体後葉からは脳下垂体っぽいバソプレシンやオキシトシンが出る！！	

腎臓のホルモン	ケツ(血圧)っぽい	レニン	エリスロポエチン
鉱質コルチコイド	副腎皮質球状層	Naを再吸収	血圧を上げる
糖質コルチコイド	副腎皮質束状層	血糖値を上げる	朝よく出る
アドレナリン	副腎髄質	体全体	興奮状態
体を支える	体を守る	血を作る	Caを調節
骨の日常	破骨細胞で壊す	骨芽細胞で作る	骨基質で固める
骨の全体図	外が骨膜	中心が骨髄	端っこが海綿質
白血病	骨髄のガン	貧血	内出血
背骨	靭帯でつながる	椎間板	椎間板ヘルニア
寛骨	腸骨	恥骨	坐骨
脱臼	骨が外れる	捻挫	靭帯や関節包
水がたまる	関節炎	加齢で変形	関節症
筋原線維	筋線維	腱	骨に付く
筋肉運動の主役	主動筋	反対の動き	拮抗筋
嗅覚	嗅部の嗅球	嗅索で脳へ	においを感じる
鼻前庭	鼻腔	咽頭	喉頭

腎臓から出るホルモンはケツ（血圧）っぽいレニンとエリスロポエチン！！！	**L6**	ホルモン
鉱質コルチコイドは副腎皮質球状層から出てNaを再吸収し血圧を上げる☆		
糖質コルチコイドは副腎皮質束状層から出て血糖値を上げる☆　朝よく出るわ♪		
アドレナリンは副腎髄質から出て体全体を興奮状態にするんや＼(*｀Д´*)ノ		
骨の役割は体を支える・体を守る・血を作る・Caを調節するの4つや！	**L7**	骨格
骨の日常は破骨細胞で壊し、骨芽細胞で作って骨基質で固めるやで(･∀･)		
骨の全体図は外が骨膜で中心に骨髄、骨の端っこに海綿質がある☆		
白血病いうのは骨髄のガンで貧血や内出血があると注意な！		
背骨は靭帯でつながって椎間板をクッションにしているけど、ずれると椎間板ヘルニアになる。。。	**L7**	頭蓋骨と背骨
骨盤は寛骨と仙骨、尾骨が合わさったもの。寛骨は腸骨と恥骨と坐骨の3つが一体化してできている(･ω･)		
脱臼は骨が外れることで、捻挫は靭帯や関節包が傷つくこと！	**L7**	関節と動き
「水がたまった」とかいったりするのが関節炎で、加齢で変形するのが(変形性)関節症やで！		
筋原線維が集まると筋線維になり、それが集まって筋肉になり腱で骨に付く☆	**L7**	骨格筋
筋肉運動の主役が主動筋で反対の動きをするのが拮抗筋や∠(･ω･)		
嗅覚は嗅部の嗅球で調べて、嗅索で脳へ伝わり、においを感じる☆	**L8**	気道
鼻の呼吸は、鼻前庭から鼻腔を通り、咽頭を通った後、喉頭を過ぎて肺に行く♪		

誤嚥	喉頭蓋	のどの筋肉	肺へ食べもの
肺胞	気管支の末端	表面積が大きい	酸素を吸収
外呼吸	肺	内呼吸	細胞
横隔膜が下がる	息を吸う	横隔膜が元に戻る	息を吐く
80%以下	拘束性換気障害	1秒間で70%	閉塞性換気障害
ヘーリング・ブロイエル	肺伸展受容器	肺が伸びている	反射で縮む
呼吸が多い	頻呼吸	呼吸が少ない	徐呼吸
摂食中枢	視床下部外側核	満腹中枢	視床下部内側核
咀嚼	歯で分解	大人は32本	子供は20本
乳頭の味蕾	先が甘味	横が酸味	根っこが苦味
食道	蠕動運動	食べものを胃へ	生理的狭窄部
胆嚢	肝臓	胆汁	脂肪の消化
膵臓	膵液	胃酸を中和	アルカリ性
小腸	十二指腸	空腸	回腸
小腸の壁	絨毛	表面積	吸収率をUP
トライツ靭帯	落ちない	大腸とのつなぎ目	回盲弁

→	誤嚥は、食べるときに喉頭蓋やのどの筋肉がミスって肺へ食べものが行くとに起きる！	**L8** 気道
→	肺胞は気管支の末端にあって、表面積が大きいからたくさん酸素を吸収できる♪	
→	外呼吸は肺での呼吸で、内呼吸は細胞での呼吸や☆	**L8** 呼吸
→	横隔膜が下がると息を吸って、横隔膜が元に戻ると息を吐く(￣3￣)	
→	肺活量が健康な人の80％以下しかないのが拘束性換気障害で、1秒間で70％しか吐けないのが閉塞性換気障害！	
→	ヘーリング・ブロイエル反射は、肺伸展受容器が肺が伸びているって感じると反射で縮むこと☆	**L8** 呼吸の調節
→	呼吸が多いのが頻呼吸で呼吸が少ないのが徐呼吸な！	
→	摂食中枢は視床下部外側核にあって、満腹中枢は視床下部内側核にあるで♪	**L9** 摂食
→	咀嚼は歯で食べものを分解することや☆ 大人の歯は32本、子供は20本な！	
→	乳頭の味蕾は味を調べるところで舌の先が甘味、横が酸味で根っこが苦味や(-∀-)	
→	食道は蠕動運動で食べものを胃へ送るけど途中には生理的狭窄部があるで！	
→	胆嚢は肝臓がぶら下げていて中身の胆汁は脂肪の消化をサポートすんねん♪	**L9** 消化器
→	膵臓から出る膵液は胃酸を中和するためにアルカリ性なんや☆	
→	小腸は十二指腸と空腸と回腸でできてる！	
→	小腸の壁にある絨毛は表面積を広げて栄養の吸収率をUPしてくれるんや♪	
→	十二指腸や小腸はトライツ靭帯で落ちないようになっていて大腸とのつなぎ目には回盲弁がある！	

上行結腸	横行結腸	下行結腸	S状結腸
虫垂	盲腸のところ	直腸	肛門のところ
噴門	胃の入り口	幽門	胃の出口
粘液	胃の表面	防御に失敗	胃潰瘍
ビタミンB$_{12}$	胃で吸収	胃を全摘	悪性貧血
黄疸	肝臓	ビリルビン	胆汁に混ぜる
インスリン	血糖値を下げる	グルカゴン	血糖値を上げる
膵臓	すい〜っとした形	膵液	胃酸の中和
消化酵素	食べものを分解	腸の細胞	体内へ吸収
ご飯やパン	炭水化物	ブドウ糖	脳のエネルギー
魚や肉	タンパク質	アミノ酸	体の材料
脂肪	脂肪酸	モノグリセリド	燃料
酵素	最適条件	基質特異性	熱に弱い
炭水化物	デンプン	マルトース	グルコース
タンパク質	ペプチド結合	ポリペプチド	アミノ酸
ネフロン	腎臓	100万個	尿を作る

→ 大腸は4つの、上行結腸、横行結腸、下行結腸、S状結腸でできている☆

→ 虫垂は盲腸のところにあって、直腸は肛門のところにあるんやで！

→ 噴門は胃の入り口で、幽門は胃の出口のこと(・ω・)

→ 粘液は普通は胃の表面を守ってくれるんやけど、防御に失敗したのが胃潰瘍な☆

→ ビタミンB_{12}は胃で吸収するから、胃を全摘したら悪性貧血に注意やで！

L9 消化器

→ 黄疸は肝臓がビリルビンを胆汁に混ぜて排出するのをさぼると起きる(-˘ -)

→ インスリンは血糖値を下げてグルカゴンは血糖値を上げるんや♪

→ 膵臓はすい〜っとした形をしていて強力な消化液である膵液を分泌。胃酸の中和もするんや☆

L9 肝臓・膵臓

→ 消化酵素は食べものを分解して小さくし腸の細胞を介して体内へ吸収させるねん♪

→ ご飯やパンの炭水化物はブドウ糖の集まりで、脳のエネルギーになる！

→ 魚や肉のタンパク質はアミノ酸の集まりで体の材料になる！！

→ 脂肪は脂肪酸とモノグリセリドでできていて熱を生む燃料になる！！！

→ 酵素はpHや温度などの最適条件と基質特異性を持ち、熱に弱い(-ω-)

→ 炭水化物のデンプンはマルトースに分解された後グルコースに分解される☆

→ タンパク質はペプチド結合を切断することでポリペプチドになり、アミノ酸になる！

L9 栄養の吸収

→ ネフロンは腎臓に100万個あって1日1.5ℓも尿を作る(-∀-)b

L10 腎臓

243

腎臓でろ過	尿管を通す	膀胱でためる	排尿する
乏精子症	4000万個以下	普通は2億個	自然妊娠は無理
精子	精原細胞	1つから4個	1日5000個
卵子	卵原細胞	1つから4個	3個
卵巣から排卵	精子と受精	卵管を移動	子宮に着床
受精卵	外胚葉	中胚葉	内胚葉
エストロゲン	女性ホルモン	丸い体型	胸を大きくする
免疫機能	非特異的生体防御	食作用	外敵を何でも
免疫機能	特異的生体防御	抗原抗体反応	決まった外敵
アレルギー	免疫	過剰反応	暴走
エイズ（AIDS）	HIV	免疫細胞が減る	いろいろな病気
キラーT細胞	白血球の一種	外敵を退治	体育会系
B細胞	白血球の一種	抗体を作る	文化系
WEB玉塾	アニメ授業	無料	一部上場企業
玉先生	優しい	カッコいい	ステキ

		L10
→	尿は腎臓でろ過をしたら尿管を通し膀胱でためてから排尿する♪	腎臓
→	乏精子症は4000万個以下の状態で (普通は2億個)、自然妊娠は無理や。。。	L11 生殖器
→	精子は精原細胞1つから4個生まれる♪ 1日5000個も作られるんやで!	
→	卵子は卵原細胞1つから4個生まれるけど3個は退化して (吸収されて) 消えるんや。。。	
→	卵巣から排卵された卵子が精子と受精し、卵管を移動し子宮に着床して赤ちゃんになる♪	
→	受精卵は外側になる外胚葉、中身になる中胚葉、内側になる内胚葉に分かれる☆	L11 出産
→	エストロゲンは女性ホルモンで丸い体型や胸を大きくするのに重要やねん!	
→	免疫機能の非特異的生体防御は、食作用で外敵を何でも食う♪	L12 免疫
→	免疫機能の特異的生体防御は、抗原抗体反応で決まった外敵を倒す♪	
→	アレルギーは、免疫の働きが過剰反応や暴走した結果なんや!	
→	エイズ (AIDS) はHIVってウイルスが起こす病気で、免疫細胞が減っていろいろな病気にかかりやすくなる!	
→	キラーT細胞は白血球の一種で、外敵を退治する体育会系っぽいやつ(-∧-)	
→	B細胞は白血球の一種で、外敵を包む抗体を作る文化系っぽいやつ(□◇□)	
→	WEB玉塾はアニメ授業を無料で公開する一部上場でもしそうなくらいスゴイ会社!	
→	玉先生は優しくてカッコよくてステキなWEB玉塾の塾長(-ω-)b	

質問コーナー

あやしい

WEB玉塾って？

WEB玉塾HP
← 読み込んでみ？

WEB玉塾って、いろんな教科（主に大学受験科目）の授業を
アニメ化している塾のことで **費用・広告・登録なし** で
アニメ動画の授業をすぐにどんだけでも受けられるねんで♪
（HPから教室へ行ったら、見たい科目のアニメを選ぶだけ）

HPには解剖生理学以外に基礎生物とか化学もあるよ！

※ネットで「WEB玉塾」を検索

説明してもらおうじゃない

なんで費用・広告・登録なしなの？

それはオレが元先生やからや！　オレが先生してて、ある生徒が家庭の
事情で私立の看護大学に行かれへんようになったんや。。。看護師になる
のを諦めたくなかったら国公立に行くしかないけど通っていた高校は進学
校でもないし塾へ行く金もないしで、どうにもならんかってん。そいつは
オレがおったから合格できたけど（まぁ合格は本人の努力なんやけど）、そ
んなん１人おったら全国には3000人おるいうやろ？

てなわけで「夢を追うやつが誰でも無料で通える塾を作ろう」って決め
たんや。誰でも通うには無料が一番だし何より学校の先生や親は、架空請
求や１クリック詐欺かもって不安があるやろし（オレも元
先生だからわかる）、登録で個人情報集めて漏らしでもし
たらど～すんねん！（小２以来漏らしていないけど）

← 小2のオレ

今じゃ年間２万人の学生、
100校の学校が使ってくれてる♪

玉先生って優しすぎません!?

　甘い！ 費用も広告も登録もなしで塾やる言うたけど、一番の理由は「言い訳させんため」や☆ 今、少子化で子供が減ってきた。なのに甘やかす親が増えたし、子供の人権は一人前に認めてんのに少年法では責任は半人前しか取らせへんとか甘やかしすぎてるねん！ そやから、「塾行けんから大学諦めた」とか「金ないから未来ない」とか言うやつがおるんや。

　でも無料塾があったら塾とか金とかって親のせいにできんやろ？ 子供が減ってるんなら、なおのこと言い訳して逃げる子供に育てたらアカン！ つまり子供に「親のせいや」とかって言い訳させへんための厳しい塾なんや。※無料なんだから塾は行けるやん。

　それにオレは先生してたとき、この無料塾のために貯金したし、もし赤字になったらやめるって約束決めて、応援してくれる人に月々500円の1口オーナーになってもらってるねん♪ その寄付金で赤字になるまでWEB玉塾しながらオレは生きていくんや。偽善とか思うかもしれんけど、そもそもたくさんある仕事から先生を選んだんは、子供に言い訳せんと夢を追ってほしいからや！ それは金があってもオレが先生続けてても叶えられへん夢やと思ったから、WEB玉塾を始めたんや。
※これ読むと、1口オーナーにならんとアカン思うやろけど、ならなくても見られる！ 実際見てる人の100人に1人くらいやし☆

 ### じゃあ子供のための塾じゃないの？

　そうやで♪ オレの願いのための塾でかつ、むしろ子供に厳しい塾で、さらに実はWEB玉塾って「先生のための塾」やねん！ オレのアニメは詰め込み式で、大量の知識を、時には寒いギャグとかで無理やり頭に押し込むスタイルや。

　それはできるだけ、詰め込みとかの知識を入れるだけの単調な作業をオレのアニメや本ですませて、奥深い授業とか、座学では学べん実習に少しでも時間を使ってほしいからなんよ！ 心はアニメや本では学べんから大切なことを学べる学校と先生を全力で応援していきたいんや。

学校の先生なら看護アニメUSBが無料

　少しでも先生方の教育を助けられるならってことで、学校に看護USBを無料配布しています。ただし、学生とかが先生のふりをして申し込んだり、悪用されるのを防ぐために２つの条件を設けています。

※実は善意で費用や作業を負担してくださっている方
　がいるので悪用は絶対に許しません！

詳しくはWEB玉塾HPの
「はじめに」をチェック☆

1. 送り先は学校のみ（個人住所禁止）
2. 各学校１枚で先生の個人所有は禁止！

個人で欲しかったらHPでUSB制作の代行をやっているし
儲けたりとか悪用しなければ、コピーや授業での利用、生徒への配布をしてもかまわないので悪用はなしでお願いします☆

１口オーナー募集中です！

　玉先生は今WEB玉塾を全力でやりすぎているせいで仕事をしていません！　生活費は先生をやっていたときの貯金とたまに入るバイト代と月々500円寄付してくださる１口オーナーからの寄付金でまかなっています。もしも万が一「WEB玉塾を応援したい！」と思って月々500円なら寄付してもいいよという方は、１口オーナーになっていただけるととてもありがたいです☆

　ちなみにオーナーからの寄付金は玉先生が独断で勝手に好きなことに使って(主に玉先生の生活費にあてます)、貯金が尽きて生活できなくなるまではWEB玉塾がずっと続いていくというしくみです！　寄付金があるとそのぶん貯金が減りにくくなるため、より長く続きます♪

　ただこれは本当に寄付で、１口オーナーにはメリットがほぼないので、WEB玉塾をどうしても応援したい人でかまいません！　99％は無料で見ています☆　それでもよかったら１口オーナー、よろしくお願いします(*´∀`*)ノ

　《１口オーナーになることのささやかなメリット》
- WEB玉塾が続いていく
- 塾生からの感謝メールが届く　など

詳しくは
HPで！

夢のりれき書

　　　　　　　　年　　　月　　　日現在

ふりがな
名　前
なりたい職業
になりたい

にがおえ

達成する日	目　標	できたか

達成したらさらにやりたいこと	できたか

玉先生から
塾生のみんなへ
～この本を書くにあたって～

WEB玉塾 塾長
玉先生

おいぃす! 玉先生やで♪
みんな勉強がんばってるか? 何のためやっとるん? かんご? 介ご?
栄よう士? リハビリ? 何やるなぁ. 色々な想いを持ってがんばってる
からこの本と出会ったんやと思う! 俺はこの本から出られへんけど
そんなみんなを応援してるで♪ ほんでもそれはみんなかただ
がんばってるからやない. おもしろいこととか自分のためにがんば
るのなんか簡単や. そら自分のためなんやったら誰だってがんばる
からな. ほんでも人の命に責任持ったりケガや病気で苦しんどる人
助けたり, リハビリで支えてやりたいとかうまいもん体にいいもんくわせ
たいとか誰かのためにがんばったりするやつらはその魂に価値が
あるんや♪ やから人は価値ある魂をもっと輝やかせたくて応援し
たくなる. 俺がこの本書いたのもそんためな. これを読んでるお前は
そんな価値ある魂持っとんやからがんばって何より自分でみがいて
いっぱい輝かせろ!

　ほんでも人のためにがんばるんはステキなことやけどそれもこれも
自分が元気で迷ってへんと進んでるからできるねん! 人生は色々あって
カベもあるアクシデントもハプニングもいっぱいで必ずいつか絶対
そんな日が来る. (てかめっちゃ来る! 来まくるぞ!!) こうやって書くとこっ
からはその対処法とか簡単なのりこえ方を期待するかもしれんけど
そやないで(笑) 自分をのりこえさすことができるんは自分だけや.
やからここでは俺ののりこえ方を話しておくわ.

　もし俺が苦しくて前に進めへん時, 俺は「こんな苦しいのは俺だけ
やない」と思う! 今の俺が世界で一番苦しく世界で一番不幸なんて
なくてきっと世界のどっかでは俺より苦しいやつがそれをのりこえて

生きてるやろなって。しかもそんなやつらは日本とか同じ県にだってたぶんいっぱいいるから俺ものりこえれるぞって思うんや。するとすぐにはムリでも3日くらいすれば最悪からは抜けられる。

　もし俺が迷って何のために進んでるかわからなくなった時、俺は「その仕事の先輩や上司、助ける相手と話す」！そうすることで自分のやってる（やってきた）ことの価値を見つめなおせるんや。俺も先生してた頃、将来使わん知識つめてて何になるねんってなった。（昔はホント知識つめこむだけやった）ほんでも卒業した教え子が仕事ついて幸せなってる話とか学校のいろんなこと怒られたことさえいい思い出いうてくれた時、迷うし正解もまだわからんけど全力でやれるだけやろうて進めるようになったんや。

　そして最後、もし俺がむなしくなって進むための努力ができなくなった時、俺は「全部休んで、友だちと会う」！（家族とかもええかもな）ほんで何でも忘れて笑う。笑われへん時はうまいもんくう♪舌は正直や。そして幸せを感じてると患者を見た時、「患者にもこんな幸せ感じる平凡な日常があるんやなぁ」そう思えるようになる。たしかにちょっとしたケガや病気やったり、何百人も助ける中の1人とかそれくらいサボってもいいかとかたった1人くらいいいかって小さなことに感じるかもしれんけどもしここで俺ががんばったら、やったことは少なくても助けた人は少なくてもその人のこれからの人生を変えるきっかけなるかもしれんて人生が丸ごと変われるなら俺の1時間なんて安いなって思えるようになった♪

　でもどうにもならず苦しくつらくて逃げたくなった時、「だけんなんや‼︎」もう1人の俺がそう言ってくれる。人は自分でしか自分を助けることはできへん。俺も本から出て助けにも行けん。でもお前らの魂は輝いてる。不安とか闇とかに負けんほど「強く」な。やから大丈夫や。がんばるな★

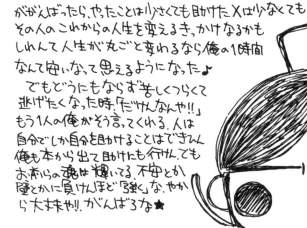

※このページは著者の熱意を感じていただきたいため、原文をそのまま掲載しております。

完全攻略でこの本の秘密がわかる!!
スマホゲームですき間勉強や♪

ゲームで解剖生理学

アプリで「WEB玉」をけんさく!!

そこはとあるつぶれかけた病院。
看護婦長の玉先生は求人を出し
そこに私ちゃんが来たことで
2人は出会う。
はたして2人は
無事つぶれかけた病院を
立て直せるのか!?
そして玉先生が求人を出した
本当の理由とは!?
解剖生理学のクイズを答えて
病院を救え!!

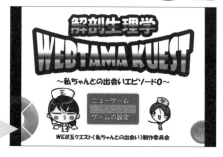

解剖生理学の本でおなじみの私ちゃんとの出合いを物語として解剖生理学を復習できるRPGゲーム！

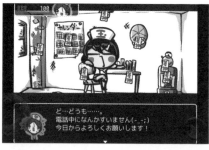

《ゲームが苦手な人へ》

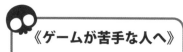

ゲーム攻略
ブログは
ここで
見れるで☆

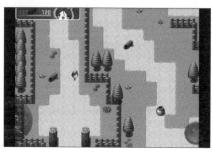

医療系のやつでつい自分の体を傷つけちゃう

リストカッターへ

なんか最近医療系のやつで自分の体を傷つけるリストカッター（手首とか切る）がおる！誰かを救いたくて医療の道に進んだんやろ？それならまずは誰より自分を救ってあげな♪まだ勉強中で誰かを救ってないと迷うこともあるし自分に自信なくて自分を切りたくならんこともない！気持ちはわかる!!

でも人生の迷いは人生を自分の力で生きるまで消えない☆ だからついやっちゃってでも大人になった時にその傷を後悔するかもしれんから傷つけなくていいように

自分をごまかしてみ♪

こっから玉先生直伝の方法をおしえるから試してみろ！絶対減らしたりガマンできる☆

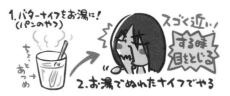

※大声1人カラオケ（とにかく大声で歌う）もありだけどうちの近くにはカラオケないんだ（笑）

そもそも誰かを助ける医療系なんだから自分に自信ないどころかもっと自分をホメて天狗になっていいねん♪ 安心したら誰かに話してみ☆

リスカに強い玉先生

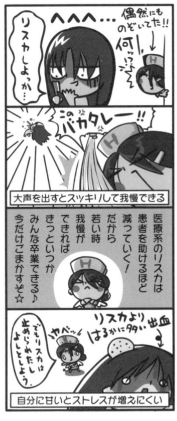

 そもそも最近リスカ増えてるのにそれに似てるミニスカは減ってるねん！逆やで（怒）患者は絶対にリスカナースよりもミニスカナースがいいはずやで!!

[著者]

玉先生（タマセンセイ）

WEB玉塾塾長。
熊本県生まれ。大学を卒業後、中学・高校の理科の教師になる。
そのとき、経済的な事情が原因で塾に通えず、進学や将来の夢を諦める子供が多いことを知り、誰もが学び続けられる環境を作ることを決意。教師を退職した2年後、平成22年2月22日、28歳のときに無料のインターネット塾として、合同会社WEB玉塾を設立する。
自宅の近くに塾がない子供や経済的な事情で塾に行けないことを周りのせいにして夢を諦める子供のために、少しずつアニメによる授業動画を作り続ける。今では毎年およそ2万人が訪れる人気サイトに成長。高校の科目だけでなく医療系や就職・ビジネス系のアニメ授業も公開しており、解剖生理学はWEB玉塾の中でも特に人気が高く、医療系を目指す学生から絶大な信頼を得ている。
「言い訳する人生はおもしろくない」という想いから、「言い訳できない環境を作ること」を目的として活動を続け、近年は親が浪人に反対するからと言って夢を諦める子供に言い訳をさせないため、1万円で1週間住み込みで勉強できる予備校としてWEB玉ファームを設立。自給自足の方法を教えながらどんな環境でも子供が夢を目指して生きていけるようにサポートしている。

[監修者]

大和田 潔（オオワダ・キヨシ）

東京医科歯科大学臨床教授、同大学大学院医学博士。時折、医学生を教えている。総合内科専門医、神経内科専門医、日本頭痛学会評議員。医療栄養運動アドバイザー。臨床栄養協会評議員として、管理栄養士の講師をつとめる。気象病にも詳しい。救急診療などを経て、医療法人社団碧桜・秋葉原駅クリニック（同法人理事・現職）。週刊文春『スーパー開業医』に掲載。医療アドバイザーとしてのメディアでの解説には定評があり、ニュース番組の解説、クイズ番組の監修などテレビやラジオ、雑誌週刊誌の取材記事多数。『羽鳥慎一のモーニングショー』にも出演。複数の全国紙にて長年医療コラムを連載。マグネシウム海洋深層水『AECスッキリウオーター』をプロデュース。DHA（オメガ3）、乳酸菌のエバンジェリスト。著書に『糖尿病になる人、痛風になる人』（祥伝社新書）、『頭痛』（新水社）、『からだのふしぎブック』（永岡書店）、『こどものおいしゃさん』（篠原出版新書）、『ご飯好きでも必ず痩せられる！ 炭水化物の新常識』（永岡書店）他著書、論文も多数。趣味は、ランニングとバタフライ！
秋葉原駅クリニックWEBサイト：www.ekic.jp
秋葉原駅クリニック公式twitter：@ekiclinic

のほほん解剖生理学

著　者　玉先生
監修者　大和田潔
発行者　永岡純一
発行所　株式会社永岡書店
　　　　〒176-8518　東京都練馬区豊玉上1-7-14
電　話　03（3992）5155（代表）　03（3992）7191（編集）
印刷・製本　クループリンティング

ISBN978-4-522-43461-1　C3047
落丁本・乱丁本はお取り替えいたします。
本書の無断複写・複製・転載を禁じます。㊷